essentials

Gerhard Sprakties

Spiritualität als Resilienzfaktor in Lebenskrisen

Viktor Frankls Geistbegriff und seine Bedeutung für Psychotherapie und Beratung

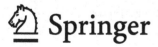 Springer

Gerhard Sprakties
Mannheim, Deutschland

ISSN 2197-6708   ISSN 2197-6716 (electronic)
essentials
ISBN 978-3-662-68065-0   ISBN 978-3-662-68066-7 (eBook)
https://doi.org/10.1007/978-3-662-68066-7

Die Deutsche Nationalbibliothek verzeichnet diese Publikation in der Deutschen Nationalbibliografie; detaillierte bibliografische Daten sind im Internet über http://dnb.d-nb.de abrufbar.

Planung/Lektorat: Monika Radecki
Springer ist ein Imprint der eingetragenen Gesellschaft Springer-Verlag GmbH, DE und ist ein Teil von Springer Nature.
Die Anschrift der Gesellschaft ist: Heidelberger Platz 3, 14197 Berlin, Germany

Das Papier dieses Produkts ist recyclebar.

Was Sie in diesem *essential* finden können

- Wie Spiritualität zu einem Schlüsselbegriff im Zeitalter der Resilienz wurde
- Weshalb man Viktor E. Frankl einen Pionier der Resilienzforschung nennen kann
- Der Geistbegriff in Frankls Logotherapie und Existenzanalyse und seine Bedeutung für Psychotherapie und Beratung
- Inwiefern stärkt Spiritualität die Resilienz?
- Wie kann Spiritualität sinnvoll in Psychotherapie und Beratung einbezogen werden?

Vorwort

Das 21. Jahrhundert begann mit einer Reihe von Krisen von globalem Ausmaß: den Terroranschlägen von 9/11, der Finanzkrise, dem Klimawandel, der Coronapandemie und dem Ukrainekrieg und zahlreichen Naturkatastrophen. Der Krisenfall ist für viele heute bereits die neue Normalität. Der politische und gesellschaftliche Imperativ lautet: Werdet resilienter, das heißt, robuster und widerstandsfähiger. Doch ist dies leichter gesagt als getan. Dass diese Krisen an vielen Menschen nicht spurlos vorüber gehen, zeigen zahlreiche Untersuchungen. Die Weltgesundheitsorganisation verzeichnete zum Beispiel einen Anstieg von Angsterkrankungen und Depressionen um 25 Prozent im ersten Jahr der Pandemie. Die Organisation beruft sich dabei auf eine Studie aus 204 Ländern, die im vergangenen Jahr in der wissenschaftlichen Fachzeitschrift „Lancet" erschien (faz.net, 2022). Wer in der Coronapandemie einen geliebten Menschen verlor oder durch Homeoffice und Quarantäne vereinsamte, tat sich schwer, sein inneres Gleichgewicht zu behalten. Die Medien sind heute wahre Künstler in der Beschreibung misslingenden Lebens. Wer sich ständig mit negativen Nachrichten beschäftigt, läuft Gefahr, in eine von Trübsinn und Resignation geprägte Stimmung zu geraten. Als Logotherapeut und Altenheimseelsorger habe ich es oft mit Menschen zu tun, denen die schrecklichen Bilder aus dem Ukrainekrieg im Fernsehen nicht mehr aus dem Kopf gehen. Eigene Kriegserlebnisse werden wieder lebendig und alte Traumata reaktiviert. Nicht wenige erzählen von ihren leidvollen Erfahrungen mit Krieg, Flucht und Vertreibung. Manchmal staune ich darüber, wie sie die schrecklichen Erlebnisse überstanden haben, ohne an Körper und Seele zu erkranken. Verdanken sie dies einer gehörigen Portion Widerstandskraft (= Resilienz) oder was half ihnen mit all den Krisen und Schicksalsschlägen gut umzugehen? Die meisten Heimbewohnerinnen mussten aufgrund eines Sturzes oder einer schweren Erkrankung unfreiwillig ins Heim übersiedeln. Während die einen sich recht schnell in der neuen Umgebung einleben und gut mit den neuen Situation zurechtkommen, klagen andere über die Gegebenheiten und reagieren niedergeschlagen und verzagt. Ich habe immer wieder erlebt, dass der religiöse Glaube bzw. die Spiritualität der ersten Gruppe half, die Krise einer Heimübersiedlung gut zu meistern. Auch sonst scheint eine tiefe spirituelle Verankerung bei der Bewältigung von Krisen hilfreich zu sein (vgl. Sprakties 2019, S. 132 f.). Daher will ich hier der Frage nachgehen, inwiefern eine positiv gelebte Spiritualität Resilienz fördert und in Therapie und Beratung hilfreich einbezogen werden kann. Als Logotherapeut und Existenzanalytiker ist für mich die geistige (= spirituelle) Dimension die eigentliche, spezifisch menschliche Dimension. Der Begründer der sinn- und wertzentrierten Psychotherapie, der Wiener Arzt für Neurologie und Psychiatrie Viktor E. Frankl (1905–1997), antwortete auf die Frage, was denn den Menschen vom Tier unterscheide: „Noch nie hat ein Tier danach gefragt, ob das Leben Sinn hat.... Das tut eben nur der Mensch, und das ist nicht Ausdruck einer seelischen Krankheit, sondern der Ausdruck geistiger Mündigkeit" (Frankl 2005b, S. 188). Frankl war davon überzeugt, dass ein Mensch, der in seinem Leben einen Sinn erkennt, Krisen besser bewältigen kann. Seine Logotherapie als eine „Psychotherapie vom Geistigen her" versucht den Sinnstiftungs- und Sinnfindungsprozess zu aktivieren (Frankl 1975, S. 38). Frankl ging ähnlich wie die moderne Resilienzforschung der Frage nach, was den Menschen auch unter schwierigen Bedingungen psychisch gesund erhält. Er war davon überzeugt, dass die Geistigkeit (= Spiritualität) bei der Bewältigung von Leid eine ganz entscheidende Rolle spielt. Frankl wird „von einigen Autoren sogar als einer „der Pioniere der Resilienzforschung" beschrieben obwohl er den Begriff Resilienz in seinem gesamten Werk selbst nie gebraucht hat (Batthyány in: Frankl 2017, S. 10). Er spricht statt von Resilienz von der „Trotzmacht des Geistes" sowie von „Widerstand". Frankl, der als Jude die Hölle von vier Konzentrationslagern (unter anderem Auschwitz) überlebt hat, schreibt: „Ob man ein typischer KZler wurde oder aber auch noch in dieser Zwangslage, selbst noch in dieser äußersten Grenzsituation, Mensch blieb. Dies stand jeweils zur Entscheidung (…) Wenn es für mich noch eines Nachweises dafür bedurft hätte, dass die Trotzmacht des Geistes eine Wirklichkeit ist – das Konzentrationslager war das experimentum crucis" (Frankl 2017, S. 103). Was Frankl genau unter Trotzmacht des Geistes versteht und worin sich diese vom Begriff Resilienz unterscheidet, werde ich an späterer Stelle klären. Hier sei aber bereits angemerkt, dass es Frankl nicht in erster Linie darum ging, zu zeigen wie wir gut mit Leid umgehen, sondern vielmehr zu sehen, ob ein Leben, das von Leid, Schuld und Tod (= „tragische Trias") bedroht wird, überhaupt noch sinnvoll und lebenswert ist. Während viele Psychologen seiner Zeit primär danach fragten, warum ein Mensch eine psychische Störung entwickelt, ging es Frankl ähnlich wie dem Begründer der Salutogenese Aaron Antonovsky darum, zu sehen, was ihn seelisch gesund erhält. Bevor wir uns anhand der Biografie Frankls ansehen, was ihm geholfen hat die schrecklichen Erfahrungen in den Konzentrationslagern zu überstehen, will ich zunächst klären, was ich unter Spiritualität verstehe und worin sie sich – wenn überhaupt – von Religion unterscheiden lässt.

Mannheim   Gerhard Sprakties

Inhaltsverzeichnis

Über den Autor

Gerhard Sprakties ist Logotherapeut und Existenzanalytiker, evangelischer Pfarrer für Altenseelsorge, Dipl. Diakoniewissenschaftler und Heilpraktiker für Psychotherapie.

Spiritualität ist heute ein Leitbegriff für die Sehnsucht vieler Menschen nach einem Leben, das erfüllt ist von Sinn, Hoffnung, Liebe und Geborgenheit. Der Begriff stammt vom lateinischen spiritus (= Atem, Seele, Geist) und steht für ein Leben aus dem Geist. Der Logotherapeut Uwe Böschemeyer schreibt: „Sie bezeichnet das Bewusstsein, dass der menschliche Geist seinen Ursprung einer göttlichen Wirklichkeit verdankt oder zu einer höheren Wirklichkeit in Beziehung steht. Sie ist die besondere, nicht notwendig im konfessionellen Sinne verstandene religiöse Lebenseinstellung eines Menschen, deren Grundlage die Beziehung zu einem göttlichen Sein beziehungsweise zu einer höheren Wirklichkeit ist. Spiritualität ist ein dem Geist gemäßes, vom Geist erfülltes Leben, das in eine konkrete Lebenspraxis mündet" (Böschemeyer 2018, S. 235). Obgleich Viktor E. Frankl den Begriff Spiritualität selbst nicht verwendet, er spricht von Religiosität und Glaube, ist es meines Erachtens legitim ihn auf seine Logotherapie zu beziehen. Elisabeth Lukas sieht in ihr eine „wahrhaft spirituelle Psychologie" (Lukas 1998, S. 22). Die Sehnsucht nach Spiritualität steht für das Bedürfnis vieler Menschen, ihr Leben zu vertiefen und ihm mehr Bedeutung und Orientierung zu geben. Frankl geht davon aus, dass die Sehnsucht das Ersehnte bereits voraussetzt. Der Durst sei ein Beweis für die Existenz von Wasser und das Auge ein Beweis für die Existenz von Sonne. Frankl schreibt: „Am Grunde unseres Seins liegt eine Sehnsucht, die dermaßen unstillbar ist, dass sie gar nicht anderes meinen kann als Gott" (Frankl, zitiert nach Lukas 1991, S. 42). Dies macht deutlich, dass Frankl mit einer Spiritualität ohne Transzendenzbezug wohl nur wenig hätte anfangen können. Seine zehnte These zur Person lautet: „Die Person begreift sich selbst nicht anders denn von der Transzendenz her. Er ist auch nur Mensch in dem Maße, als er sich von der Transzendenz her versteht, – er ist auch nur Person in dem Maße, als er von ihr her personiert wird: durchtönt und durchklungen vom Anruf der Transzendenz. Diesen Anruf der Transzendenz hört er ab im Gewissen" (Frankl 2005b, S. 94). Für Frankl ist das Gewissen ein Sinnorgan, dass uns hilft, dem jeweiligen Sinn einer bestimmten Situation auf die Spur zu kommen. Er sieht im metaphysischen Bedürfnis des Menschen eine anthropologische Größe, die nicht an ein bestimmtes konfessionelles Bekenntnis gebunden ist.

1.1   Frankls psychiatrisches Credo: die unzerstörbare geistige Person

Der Geist bezeichnet in der Logotherapie den Wesenskern im Menschen. Er kann zwar verschüttet, zugedeckt und eingemauert sein, aber er kann nicht erkranken. Frankl schreibt: „Die geistige Person ist störbar, aber nicht zerstörbar – durch eine psychophysische Erkrankung. Die Zerrüttung des Organismus bedeutet nicht mehr als eine Verschüttung des Zugangs zur Person – nicht mehr. Und das möge unser psychiatrisches Credo sein: Der Glaube an die „unsichtbare", aber unzerstörbare geistige Person. Und wenn ich diesen Glauben nicht hätte, dann möchte ich lieber nicht Arzt sein" (Frankl 2005a, S. 110). Frankl geht davon aus, dass das Gehirn nicht der Produzent des Geistes ist, sondern lediglich sein Ausdrucksinstrument. Das Gehirn und sein Nervensystem können wohl erkranken, aber nicht der Geist. Er besteht hinter der vordergründigen Symptomatik psychotischer Erkrankungen fort. Dies habe ich als Altenheimseelsorge bei Menschen mit fortgeschrittener Demenz immer wieder erleben können. In lichten Momenten waren sie plötzlich geistig klar und ansprechbar. Frankls Geist meint allerdings nicht die kognitiven Fähigkeiten wie Intellekt und Intelligenz. Diese gehören für ihn „zur seelisch-psychischen Grundausstattung eines Menschen" und „finden sich in Ansätzen auch bei höheren Säugetieren" (Lukas 2014, S. 23).

1.2   Die wahre Heimat des Geistes ist die Transzendenz

Die wahre Heimat des Geistes ist für Frankl nicht die Immanenz, sondern die Transzendenz. Er verdeutlicht dies gleichnishaft am Beispiel eines Flugzeugs in den Lüften. „Ein Flugzeug hört selbstverständlich nicht auf, eines zu sein, auch wenn es sich nur auf dem Boden bewegt: es kann, ja es muss sich immer wieder auf dem Boden bewegen! Aber dass es ein Flugzeug ist, beweist es erst, sobald es sich in die Lüfte erhebt – und analog beginnt der Mensch, sich als Mensch zu verhalten, nur wenn er aus der Ebene psychophysisch-organismischer Faktizität heraus- und sich selbst gegenübertreten kann – ohne darum auch schon sich selbst entgegentreten zu müssen. Dieses Können heißt eben existieren, und existieren meint: über sich selbst immer auch schon hinaus sein" (Frankl 1987, S. 73). Der Geist kommt unverhofft. Der Geist ist die Kraft in mir, die Leben will und auch unter schweren Bedingungen nach einem „Ja" zum Leben sucht. Er ist die Kraft, aus der heraus ich mich von mir distanzieren kann und mich auf ein anderes hin transzendiere. Uwe Böschemeyer schreibt: „Menschlicher Geist stellt keine für sich bestehende Wirklichkeit dar. Wir finden ihn in uns vor, aber er geht in uns nicht auf. Wir können ihn erleben, aber nicht erfassen. Menschlicher Geist ist das eine, göttlicher Geist ein anderes. Er ist uns Menschen immanent erfahrbar, zugleich verliert er nicht seinen transzendenten Charakter. Daher ist eine grundsätzliche Trennung zwischen immanentem und transzendentem Geist nicht möglich" (Böschemeyer 2007, S. 25). Der Geist ist die heilende Kraft für Körper und Psyche, die Neues Leben schafft. Er sucht und will Wahrheit und stiftet Frieden. Der Geist schenkt Intuition und Weisheit. Durch den Geist stehen wir viel tiefer in Verbindung untereinander als wir es ahnen. Er hilft mir zu erkennen, was richtig und falsch ist und sagt mir, was ich tun muss. Der Geist hilft mir Sinn zu finden und Werte zu realisieren. Wir können ihn zwar verdrängen, aber ein verdrängter Geist macht krank. Er ist die Begründung für die unverlierbare Würde eines jeden Menschen. Der Geist ist so gesehen das Einigende, das Umgreifende unserer Existenz. Dies gilt es im therapeutischen Prozess zu berücksichtigen.

Fazit
Wichtig ist in Psychotherapie und Beratung hinter den geschilderten Problemen und Symptomen des Klienten nicht sein geistiges Potenzial und seine Entfaltungsmöglichkeiten zu übersehen.

Das drei-dimensionale Menschenbild Frankls

2

Der Mensch ist für Frankl ein dreidimensionales Wesen (vgl. Lukas 2006a, S. 20). Er ist leiblich, seelisch und geistig zugleich. Jede Dimension besitzt ihr eigenes Wesen und ist auch eigenständig. Gleichzeitig stehen sie in einem besonderen Verhältnis zueinander. In seinem Buch Ärztliche Seelsorge schreibt Frankl: „Nun, ich möchte den Menschen definieren als Einheit trotz der Mannigfaltigkeit. Denn es gibt eine anthropologische Einheit trotz der ontologischen Differenzen, trotz der Differenzen zwischen den unterschiedlichen Seinsarten" (Frankl 1975, S. 31). Im Anschluss an Thomas von Aquin bezeichnet er die menschliche Existenz auch als „unitas multiplex" (= als Ganzheit in der Vielfalt bzw. Einheit trotz Mannigfaltigkeit). Die Mehrdimensionalität des Menschen beschreibt Frankl wie folgt:

Somatische/körperliche Dimension:

- das organische Zellgeschehen
- die biologisch-physiologischen Körperfunktionen
- die chemischen und physikalischen Prozesse

Psychische Dimension:

- Emotionen (Gestimmtheit, alle (Trieb-)Gefühle, Begierden, Instinkte, Affekte)
- Kognitionen (Intellektuelle Begabungen, erworbene Verhaltensmuster, soziale Prägungen)

© Der/die Autor(en), exklusiv lizenziert an Springer-Verlag GmbH, DE, ein Teil von Springer Nature 2023
G. Sprakties, *Spiritualität als Resilienzfaktor in Lebenskrisen*, essentials, https://doi.org/10.1007/978-3-662-68066-7_2

Noetische/geistige Dimension:

- freie Stellungnahme zu Leiblichkeit und Befindlichkeit
- eigenständige Willensentscheidung
- Humor
- sachliches und künstlerisches Interesse
- schöpferisches Gestalten
- Religiosität/Spiritualität
- ethisches Empfinden (Gewissen)
- Wertesensibilität
- Sinn-Strebung
- Liebe

Frankl geht davon aus, dass diese drei Dimensionen einander durchdringen und bedingen. Die menschliche Ganzheit ist nicht nur eine psychophysisch-organismische, sondern immer auch eine geistig-personale. Während für Sigmund Freud der Mensch als ein von Trieben getriebener nicht Herr im eigenen Haus ist, geht Frankl davon aus, dass er als geistige Person zu Freiheit und Verantwortlichkeit gerufen ist. Er ist zwar nicht frei von den Bedingungen seiner biologischen, psychologischen und sozialen Herkunft, aber er ist frei sich diesen entgegenzustellen. Mit Hilfe der Trotzmacht des Geistes ist er in der Lage, auch schlimme Krisen und Schicksalsschläge, wie zum Beispiel einer schweren Krankheit, dem Verlust eines geliebten Menschen oder der Kündigung seiner Arbeitsstelle usw., zu widerstehen. In der Möglichkeit geistig (= spirituell) zu den Widrigkeiten des Lebens Stellung zu beziehen liegt ihre Bedeutung als Resilienzfaktor. Für Frankl ist menschliches Sein wie für Karl Jaspers "entscheidendes Sein". Frankl schreibt: „Was also ist der Mensch? Er ist das Wesen, das immer entscheidet, was es ist. Er ist das Wesen, das die Gaskammern erfunden hat; aber zugleich ist er auch das Wesen, das in die Gaskammern gegangen ist aufrecht und ein Gebet auf den Lippen" (Frankl 2005c, S. 139).

Spirituelle Resilienz 3

Heute ist viel von Resilienz (von lateinisch „resilio": abprallen, zurückspringen) die Rede, von einer inneren Widerstandskraft, Belastbarkeit und Elastizität, dank der wir auch große Lebenskrisen und Schwierigkeiten gut überstehen können. Der Begriff stammt ursprünglich aus der Werkstoffkunde und bezeichnet dort die Fähigkeit eines Materials auch unter Anspannung und Belastung nicht zu brechen oder zu verbiegen. Ähnlich wie ein Schwamm oder Gummiball, der zusammengedrückt wird, immer wieder in seine ursprüngliche Form zurückfindet, kann ein resilienter Mensch Belastungen gut überstehen. Ihn wirft so schnell nichts aus der Bahn. Er kann sich, wie ein Stehaufmännchen nach dem Fall, immer wieder aufrichten und kommt mit den Widrigkeiten und Herausforderungen des Lebens gut zurecht.

3.1 Emmy Werner und die Anfänge der Resilienzforschung

Die Anfänge der Resilienzforschung sind eng verbunden mit den Arbeiten der amerikanischen Entwicklungspsychologin Emmy Werner. In ihrer 1971 publizierten Kauai-Längsschnittstudie hatte sie mehr als 500 Kinder der hawaiianischen Insel Kauai über einen Zeitraum von 30 Jahren in ihrer Entwicklung beobachtet (Werner 1971). Ihr Interesse galt dabei vor allem der Frage, wie sich diese unter widrigen Lebensumständen psychisch entwickeln. Bei zwei Drittel der Kinder aus schwierigen Verhältnissen (Armut, Krankheit der Eltern, Vernachlässigung, Gewalt in der Familie, Misshandlung, niedriger Bildungsstand der Eltern) zeigten sich bis ins Jugendalter hinein große Probleme., wie zum Beispiel Lern-

G. Sprakties, *Spiritualität als Resilienzfaktor in Lebenskrisen*, essentials, https://doi.org/10.1007/978-3-662-68066-7_3

und Verhaltensstörungen, psychische Probleme und Gesetzesübertretungen. Das restliche Drittel, die resilienten Kinder, entwickelten sich erstaunlich gut. Sie waren sozial integriert und zeigten zu keinem Zeitpunkt der Untersuchung negative Verhaltensauffälligkeiten. Die grundlegende Erkenntnis der Studie war, dass die ungünstigen Startvoraussetzungen dieser Kinder nicht zwangsläufig zu Elend und Misserfolg führen müssen. Sie verfügten über bestimmte Eigenschaften und Strategien, die es ihnen ermöglichte, an den widrigen Umständen nicht zu zerbrechen. Was half diesen Kindern sich trotz der widrigen Lebensumstände positiv zu entwickeln. Ein Ergebnis der Kauai-Studie war, dass sie zumindest „eine enge Bezugsperson" hatten, „die sich liebevoll um sie kümmerte und auf ihre Bedürfnisse reagierte, die Grenzen setzte und ihnen Orientierung bot" (Berendt 2013, S. 67). Eine weitere wichtige Erkenntnis war der Umstand, dass den Risikokinder religiöse Überzeugungen vermittelt worden waren, die ihnen das Gefühl gab, dass ihr Leben Sinn und Bedeutung hat. Der Glaube stärkte ihr Vertrauen ins Leben und die Hoffnung, dass sich trotz Not und Schmerzen die Dinge am Ende für sie zum Guten wenden werden. Die Studie von Werner hat deutlich gemacht, dass der Glaube ein wichtiger Schutzfaktor gegen die Widrigkeiten des Lebens sein kann.

3.2   Ursula Nubers sieben Resilienzfaktoren

Die ehemalige Chefredakteurin der Zeitschrift Psychologie Heute, Ursula Nuber, vergleicht einen resilienten Menschen mit der Fähigkeit eines Baumes, sich optimal an veränderte Bedingungen anzupassen. Wird eine Stelle des Baums aufgrund von Belastungen besonders gefordert, so produziert er weiteres Holz, um die dadurch entstehende Spannung auszugleichen. Seine Äste sind so konstruiert, dass sie unter der großen Pflanzenmasse, die auf ihnen ruht, nicht brechen (vgl. Nuber 1999). Übertragen wir diese Eigenschaft auf einen Menschen, fragt sich, was einen resilienten Menschen auszeichnet. Ursula Nuber nennt 7 Resilienzfaktoren:

1. Optimismus
2. Akzeptanz
3. Lösungsorientierung
4. Opferrolle verlassen
5. Verantwortung übernehmen
6. Netzwerkorientierung
7. Zukunftsplanung

Für mich fehlt in dieser Aufzählung allerdings noch ein wichtiger Faktor, nämlich eine tiefe geistig-seelische Verankerung: Spiritualität. „Sie übersteigt die individuellen Sinngebungen und ist mit der Frage nach dem „Warum" des Lebens, nach der Bedeutung, dem Sinn und Grund des Lebens verbunden" (Gschwend 2017, S. 99).

3.3 Spirituelle Resilienz – die Kraft die Berge versetzen kann

Der Glaube an eine transzendente Macht und Wirklichkeit stiftet Halt und Geborgenheit. Er ist die sprichwörtliche Kraft, die es schafft Berge zu versetzen (vgl. Matthäusevangelium 21, 18–22). Fabienne Berg schreibt: „Unsere persönlichen >Berge< können dabei ganz unterschiedlicher Natur sein. Große Probleme vielleicht, von denen wir das Gefühl haben, dass sie sich vor uns auftürmen wie ein Gebirge. Oder Aufgaben, denen wir uns nicht gewachsen fühlen. Vielleicht ist auch gar kein Berg gemeint, sondern eher eine Schlucht, ein Bruch in unserer Biografie, vor dem wir stehen und nicht wissen, wie wir weitergehen sollen. So oder so: Wir stehen vor einem Hindernis. Und da soll der Glaube helfen? Dabei, Dinge, die uns so groß wie ein Berg erscheinen, in Bewegung zu bringen" (Berg 2014, S. 109). Ein resilienter Mensch ist demnach jemand, der trotz belastender Ereignisse, wie Krankheit, Sterben und Tod oder traumatischer Erfahrungen, wie zum Beispiel bei Kriegs- und Fluchterlebnissen, in der Lage ist, sein inneres seelisch-geistiges Gleichgewicht zu bewahren und es gegebenenfalls schafft, gestärkt aus der Krise hervorzugehen. Ähnlich sieht es der Neurowissenschaftler Raffael Kalisch vom „Leibnitz Institut für Resilienzforschung" in Mainz. Für ihn ist Resilienz „die Aufrechterhaltung oder schnelle Wiederherstellung der psychischen Gesundheit während und nach Widrigkeiten" (Kalisch 2020, S. 28).

Ob es sich bei Resilienz um eine stabile Eigenschaft von Personen handelt oder um einen dynamischen Anpassungsprozess ist innerhalb der Resilienzforschung allerdings umstritten. Kalisch plädiert für Letzteres. Er ist davon überzeugt, dass es sich bei Resilienz um einen dynamischen Anpassungs- und Lernprozess handelt. Für Kalisch liegt ein Hauptmerkmal von Resilienz „in der Entwicklung eines positiveren Bewertungsstils" (Kalisch 2020, S. 144). Es geht also darum, wie wir mit Krisen und Belastungen umgehen, das heißt, welche Bedeutung wir ihnen geben, und ob es uns gelingt, in ihnen einen Sinn erkennen zu können. Es geht also nicht darum, Widrigkeiten passiv zu ertragen oder zu fragen „Warum gerade ich?" Nein, statt in der Opferrolle zu verharren sollten wir vielmehr darüber nachdenken, ob die Krise eine Botschaft für uns hat: Wofür/

Wozu könnte sie gut sein. Was will sie mir sagen? Dann erkennen wir, dass jede Krise auch immer eine Chance darstellt. Im Chinesischen besteht das Wort „Krise" aus zwei Schriftzeichen. Das eine bedeutet „Gefahr", das andere „Gelegenheit" oder „Chance". Sie ist Aufgabe und Herausforderung zugleich und eine Möglichkeit daran zu wachsen und reifen.

Frankls Zeit im Konzentrationslager – ein Beispiel für Resilienz?

4

Immer wieder betonen Autoren, dass Frankl für sie ein Beispiel für „außergewöhnliche Resilienz" ist (Mourlane 2015, S. 27). Dies werde besonders in seinem Buch „… trotzdem Ja zum Leben sagen. Ein Psychologe erlebt das Konzentrationslager" deutlich. Dort betont er allerdings, dass er sein Leben mehr dem Glück oder dem Zufall zu verdanken hat als irgendeinem Resilienzfaktor. Frankl schreibt: „Wir alle, die wir durch tausend und abertausend glückliche Zufälle oder Gotteswunder – wie immer man es nennen will – mit dem Leben davongekommen sind, wir wissen es und können es ruhig sagen: die Besten sind nicht zurückgekommen" (Frankl 2005c, S. 19). Trotz dieser Feststellung bin ich davon überzeugt, dass wir durch seinen Bericht über seine Zeit in den vier Konzentrationslagern und der Art und Weise, wie er mit dem unsäglichen Leid dort umging, viel über Resilienz lernen können. Wichtig ist mir in diesem Zusammenhang allerdings Frankls Hinweis, dass er in den Lagern fast die ganze Zeit als ganz normaler Gefangener mit der Nummer 119104 inhaftiert war und nicht als ein privilegierter Lagerarzt. Frankl musste dort schwere Erdarbeiten verrichten und als Streckenarbeiter beim Bahnbau helfen (Frankl 2005c, S. 19 f.). Ursprünglich wollte er seinen Bericht über seine Erfahrungen in den Konzentrationslagern nicht unter seinem Namen erscheinen lassen, „sondern nur mit Angabe meiner Häftlingsnummer": „Maßgeblich war mir hierfür meine Abneigung gegen ein Exhibitionieren von Erlebtem. Tatsächlich war die Niederschrift schon beendet, als ich mich davon überzeugen ließ, daß eine anonyme Veröffentlichung insofern entwertet würde, als der Mut zum Bekenntnis den Wert einer Erkenntnis erhöht" (Frankl 2005c, S. 23). Frankl widmete sein Buch seiner toten Mutter, die wie seine ganze Familie – außer seiner nach Australien entkommenen Schwester – in den Konzentrationslagern zu Tode kam. Er selbst stellt darin sein eigenes Leid

G. Sprakties, *Spiritualität als Resilienzfaktor in Lebenskrisen*, essentials, https://doi.org/10.1007/978-3-662-68066-7_4

zurück und analysiert eingehend das Erleben und Verhalten seiner Mithäftlinge. Ihm gelingt so ein ungewöhnlicher Blick in die Gefühlswelt der Insassen eines Konzentrationslagers. Die Gedanken der Häftlinge kreisten meist um die Frage: Werden wir das Lager überleben? Wenn nicht, hätte dann all das Leiden, dass sie durchmachen mussten, einen Sinn? Bei nicht Wenigen schwand so der Wille zum Überleben. Sie hatten keine Kraft mehr, Hunger, Kälte, Krankheit und Misshandlungen zu widerstehen und sahen keinen anderen Ausweg als dem Leiden durch Selbstmord ein Ende zu setzen. Frankl selbst berichtet, dass er sich in der ersten Nacht in Ausschwitz „aus einer weltanschaulichen Grundeinstellung heraus" vor dem Einschlafen das Versprechen gab, nicht in den mit elektrischer Hochspannung geladenen Stacheldraht zu gehen (Frankl 2005c, S. 38). Er hat die seelischen Reaktionen der Häftlinge auf die Extremsituation des Lagerlebens in seinem Buch in drei Phasen eingeteilt. Ich will sehen, welche Rolle Religion/ Spiritualität darin für die Bewältigung des unsäglichen Leid gespielt hat.

4.1 Aufnahme ins Lager – Humor und Optimismus als Resilienzfaktoren

Nach Ankunft im Bahnhof Auschwitz kam es zur ersten Selektion der Gefangenen. Wer diese überstand, wurde zur Desinfektion in Duschräume geführt. Frankl schreibt: „Während schon die Brause fließt, rufen wir einander mehr oder weniger witzige, auf jeden Fall witzig sein sollende Bemerkungen zu und bemühen uns krampfhaft, vor allem über uns selbst, dann aber auch übereinander uns lustig zu machen. Denn, nochmals: es kommt wirklich Wasser aus den Brausetrichtern!" (Frankl 2005c, S. 35). Dass *Humor* ein spiritueller Resilienzfaktor sein kann wird hier deutlich. Er hilft den Schrecken und der ständigen Todesgefahr der Situation zu trotzen. Frankl weist diesbezüglich darauf hin: „Auch der Humor ist eine Waffe der Seele im Kampf um ihre Selbsterhaltung. Ist es doch bekannt, daß der Humor wie kaum sonst etwas im menschlichen Dasein geeignet ist, Distanz zu schaffen und sich über die Situation zu stellen, wenn auch nur, wie gesagt, für Sekunden" (Frankl 2005c, S. 74). Er war davon überzeugt: „Wer sein Schicksal als besiegelt hält, ist außerstande es zu besiegen" (Frankl zitiert in: Holzer und Haselböck 2019, S. 169). Die erste Phase im Lager war vor allem geprägt durch den Schock über die Ausweglosigkeit und Unwirklichkeit der Situation. Was Frankl nicht nur in dieser Phase half nicht zu verzweifeln, war sein Optimismus: „Wie der Ertrinkende nach dem Strohhalm, so faßt mein grundsätzlicher Optimismus, der mich seit damals immer wieder gerade in den schwersten Lagen überkommt, …" (Frankl 2005c, S. 26). Dank einer optimistischen Grundhaltung war es Frankl möglich, die furchtbare Zeit im Konzentrationslager besser zu ertragen. Sie half ihm nicht zu verzweifeln oder verzagen, sondern darauf zu vertrauen, dass eine Veränderung zum Positiven hin möglich ist. *Optimismus* gibt Kraft und hilft im Angesicht schmerzvoller Erfahrungen die Hoffnung zu bewahren.

Fazit
Frankls Bericht zeigt, wie wichtig Humor und Optimismus für die Bewältigung von schwerem Leid sein kann. Beide in Psychotherapie und Beratung in richtiger Weise eingebracht stärken die spirituelle Resilienz.

4.2   Das Lagerleben – Hoffnung, Sinn und Glaube als Resilienzfaktoren

Die zweite Phase des Lagerlebens war geprägt durch körperliche und seelische Qualen, Hunger, Zwangsarbeit, Misshandlungen, Erniedrigung, Grausamkeit, Folter und die Tötung vieler Lagerinsassen. Dies führte bei den Häftlingen zu Apathie, Abstumpfung und Gleichgültigkeit. Frankl merkt hierzu an: „Die Apathie als Hauptsymptom der zweiten Phase ist ein notwendiger Selbstschutzmechanismus der Psyche. Die Wirklichkeit wird abgeblendet. Alles Trachten und damit auch das gesamte Gefühlsleben konzentriert sich auf eine einzige Aufgabe: die pure Lebenserhaltung – die eigene und die gegenseitige!" (Frankl 2005c, S. 51 f.). Während es im „Vorzeigelager Theresienstadt" (vgl. Klingberg 2002, S. 159 f.). noch Musik, Kunst, Vorträge und Theateraufführungen gab, herrschte in den übrigen Lagern „ein kultureller Winterschlaf" (Frankl 2005c, S. 60). Trotzdem wurde viel über Politik diskutiert und es gab auch ein reges Interesse an Religion. Über Letzteres schreibt Frankl: „Das religiöse Interesse der Häftlinge, sobald und sofern es aufkeimt, ist das denkbar innigste. Der neu hinzugekommene Lagerinsasse wird oft nicht ohne Erschütterung von der Lebendigkeit und Tiefe religiösen Empfindens überrascht sein. Am eindrucksvollsten in dieser Beziehung sind wohl die improvisierten Gebete und Gottesdienste, wie wir sie im Winkel einer Lagerbaracke erleben konnten oder in einem finsteren, versperrten Viehwaggon, in dem wir von einer entfernten Baustelle, müde, hungrig, frierend in unseren durchnäßten Fetzen, nach der Arbeit ins Lager zurückgebracht wurden"

(Frankl 2005c, S. 61). Hier wird deutlich, was Frankl später einmal so formuliert, hat: „Der religiöse Mensch ist selbst dann noch (gemeint ist: bei einem unabänderlichen Leiden bzw. in einer aussichtslosen Situation, d. Vf.) vor der Verzweiflung gefeit; denn er weiß darum, daß auch dann noch Gott von ihm etwas erwartet. Einen Sinn hat das Durchhalten trotz aller Aussichtslosigkeit einzig und allein dann, wenn man ahnt, daß ein unsichtbarer Zeuge und Zuschauer da ist. Erst im Angesicht Gottes, erst im Hinblick darauf, daß er es ist, vor dem der Mensch verantwortlich ist für die ihm abverlangte Erfüllung eines konkreten und persönlichen Lebenssinns, der auch noch Sinn des Leidens mit in sich einbegreift, wird das menschliche Dasein in eine Dimension hineingerückt, in der es bedingungslos lebenswürdig ist: unter allen Bedingungen und unter allen Umständen" (Frankl 1987, S. 144 f.). Das Zitat macht deutlich, dass es dem religiösen/ spirituellen Menschen möglich ist, auch noch unter den inhumansten Bedingungen einen Sinn im Leben zu sehen. Religion/Spiritualität stärkt im Angesicht von unabänderlich und sinnlos erscheinendem Leid die individuelle Resilienz. Während die Gedanken der meisten Häftlinge um die Frage kreisten: „Werden wir das Lager überleben? Denn, wenn nicht, dann hat dieses ganze Leiden keinen Sinn – lautete demgegenüber die Frage, die mich bedrängte, anders: Hat dieses ganze Leiden, dieses Sterben rund um uns, einen Sinn? Denn, wenn nicht, dann hätte es letztlich auch gar keinen Sinn, das Lager zu überleben. Denn ein Leben, dessen Sinn damit steht und fällt, daß man mit ihm davonkommt oder nicht, ein Leben also, dessen Sinn von Gnaden eines solchen Zufalls abhängt, solch ein Leben wäre nicht eigentlich wert, überhaupt gelebt zu werden" (Frankl 2005c, S. 110).

4.3   Hat Leiden und Sterben einen Sinn?

Frankl war fest davon überzeugt, dass auch Leiden und Sterben einen Sinn haben. Er schreibt: „Denn uns (= den Lagerinsassen, d. Vf.) ging es längst nicht mehr um die Frage nach dem Sinn des Lebens, wie sie oft in Naivität gestellt wird und nichts weiter meint als die Verwirklichung irgendeines Zieles dadurch, daß wir schaffend etwas hervorbringen. Uns ging es um den Sinn des Lebens als jener Totalität, die auch noch den Tod mit einbegreift und so nicht nur den Sinn von >Leiden< gewährleistet, sondern auch den Sinn von Leiden und Sterben: um diesen Sinn haben wir gerungen!" (Frankl 2005c, S. 126 f.). Es kommt allerdings darauf an, wie man sein unabwendbares Schicksal auf sich nimmt und es gestaltet. Frankl zitiert in diesem Zusammenhang Dostojewski, der einmal gesagt hat: „Ich fürchte nur eines: meiner Qual nicht würdig zu sein." Frankl sieht in der Art und Weise wie man ein unabänderliches Leiden in Würde trägt eine spirituelle Aufgabe. Er ist davon überzeugt, „daß im rechten Leiden ein Leisten liegt, daß es eine innere Leistung darstellt. Die geistige Freiheit des Menschen, die man ihm bis zum letzten Atemzug nicht nehmen kann, läßt ihn auch noch bis zum letzten Atemzug Gelegenheit finden, sein Leben sinnvoll zu gestalten" (Frankl 2005c, S. 109). Doch gerade darin lag die besondere Schwierigkeit vieler Lagerinsassen, dass sie sich im Angesicht der furchtbaren Lebensumstände sagten: „Ich hab ja vom Leben nichts mehr zu erwarten?" (Frankl 2005c, S. 124). Hier kam es darauf an, ihnen „das >Warum< ihres Lebens, ihr Lebensziel", bewußt zu machen, damit sie „den Schrecken des Lagerlebens innerlich gewachsen waren und standhalten konnten" (Frankl, 2005c, ebd.). Und Frankl fährt fort: „Wir müssen lernen und die verzweifelten Menschen lehren, daß es eigentlich nie und nimmer darauf ankommt, was wir vom Leben noch zu erwarten haben, vielmehr lediglich darauf: was das Leben von uns erwartet!" (Frankl, 2005c, S. 124 f.). Wichtig war Frankl die Häftlinge daran zu erinnern, dass noch etwas auf sie wartet, eine Aufgabe oder eine geliebte Person. Er versuchte ihnen dies einmal in einer Ansprache deutlich zu machen. Im Kapitel ärztliche Seelsorge heißt es: „Und ich bat diese armen Teufel, die mir hier in der stockfinstern Baracke aufmerksam zuhörten, den Dingen und dem Ernst unserer Lage ins Gesicht zu sehen und trotzdem nicht zu verzagen, sondern im Bewußtsein, daß auch die Aussichtslosigkeit unseres Kampfes seinen Sinn und seiner Würde nichts anhaben könne, den Mut zu bewahren. Auf jeden von uns, sagte ich ihnen, sehe in diesen schweren Stunden und erst recht in der für viele von uns nahestehenden letzten Stunde irgendjemand mit forderndem Blick herab, ein Freund oder eine Frau, ein Lebender oder ein Toter – oder ein Gott" (Frankl 2005c, S. 133).

Im Jahr 1976 bekam Viktor Frankl den Donauland-Preis für sein Lebenswerk verliehen. Bei dieser Gelegenheit berichtete er, wie er im Konzentrationslager durch die Visualisierung einer besseren Zukunft Trost und Hoffnung fand: „Da stellte ich mir vor, ich stünde an einem Rednerpult in einem großen, schönen, warmen und hellen Vortragssaal und sei im Begriff, vor einer interessierten Zuhörerschaft einen Vortrag zu halten unter dem Titel >Psychotherapeutische Erfahrungen im Konzentrationslager< und ich spräche gerade von alledem, was ich – soeben erlebte" (Frankl 2005c, S. 5.) Ihm gelang es so sich innerlich der trostlosen und hoffnungslosen Situation zu entziehen. Zweifellos war dies eine hilfreiche Methode, wie man die Traumata eines Konzentrationslagers bewältigen und verarbeiten kann. Sie ermöglichte ihm, eine innere Zuflucht zu finden, in der er seine Hoffnungen und Träume bewahren konnte. Besonders schön an diesem Beispiel ist der Umstand, dass Frankls Traum tatsächlich in Erfüllung ging. Er durfte erleben, wie eine Hörerschaft in einem großen, schönen und hellen Saal viele Jahre später seinem Vortrag lauscht.

Fazit
Hoffnung, Glaube und Sinn stärken die seelisch-geistige Widerstandskraft. Sie ermöglichen Selbsttranszendenz und die Annahme von Leid. Auch schwere Lebenskrisen können bewältigt werden, wenn es gelingt, sie in einem transzendenten Sinnzusammenhang zu sehen.

4.4 Die Befreiung – Naturerlebnisse und Selbsttranszendenz als Resilienzfaktoren

Die dritte Phase die Frankl beschreibt ist die Zeit nach der Befreiung aus dem Lager. Die meisten Häftlinge erlebten diese zunächst als irreal, unwahrscheinlich und traumhaft. Sie konnten sich über die jahrelang ersehnte Freiheit zunächst nicht freuen, weil sie sie nicht wahrhaben konnten. Dies führte bei vielen zu einer ausgeprägten „Depersonalisation" (Frankl 2005c, S. 141). Der ungeheure Druck, der auf den Lagerinsassen gelastet hat, fiel plötzlich von ihnen ab und sie konnten sich endlich frei bewegen. Frankl beschreibt dies so: „Dann gehst du eines Tages, ein paar Tage nach der Befreiung, übers freie Feld, kilometerweit, durch blühende Fluren einem Marktflecken in der Umgebung des Lagers zu; Lerchen steigen auf, schweben zur Höhe, und du hörst ihren Hymnus und ihren Jubel, der da droben im freien erschallt. Weit und breit ist kein Mensch zu sehen, nichts ist um dich als die weite Erde und der Himmel und das Jubilieren der Lerchen und der freie Raum. Da unterbrichst du dein Hinschreiten in diesen freien Raum, da bleibst du stehen, blickst um dich und blickst empor – und dann sinkst du in die Knie. Du weißt in diesem Augenblick nicht viel von dir und nicht viel von der Welt, du hörst in dir nur einen Satz, und immer wieder denselben Satz: >Aus der Enge rief ich den Herrn, und er antwortete mir im freien Raum<. Wie lange du dort gekniet hast, wie oft du diesen Satz wiederholt hast -, die Erinnerung weiß es nicht mehr zu sagen… Aber an diesem Tage, zu jener Stunde begann dein neues Leben – das weißt du. Und Schritt für Schritt, nicht anders, trittst du ein in dieses neue Leben, wirst du wieder Mensch" (Frankl 2005c, S. 143). Dieses Naturerlebnis Frankls ist für mich Ausdruck einer tiefen spirituellen Erfahrung: die blühenden Fluren, das Jubilieren der Vögel, die menschenleere weite Land-schaft, der Kniefall als Ausdruck von tiefer Dankbarkeit über die Befreiung; die innere Stimme, die Gott mit einem Psalmwort immer wieder anruft. Die Kraft, die Frankl aus dieser Begebenheit schöpft, ist für ihn der Beginn von neuem Leben. Frankl kehrte nach seiner Befreiung zurück in seine Heimatstadt Wien. Er stürzte sich dort in die Arbeit als Arzt für Psychiatrie und Neurologie. Frankl rekonstruierte sein verlorengegangenes Buch „Ärztliche Seelsorge" und schrieb in nur wenigen Tagen seinen Bericht über seine Erfahrungen in den Konzentrationslagern. Er reaktivierte die Kontakte zu alten Freunden und Bekannten und den wenigen jüdischen Kolleginnen und Kollegen, die den Holocaust überlebten. Die Hinwendung zu sinnvoll erscheinenden Aufgaben und die Pflege von Beziehungen sind für Frankl Formen der Selbsttranszendenz, die uns helfen die Resilienz zu stärken.

Die Erfahrungen, die Frankl in den vier Konzentrationslagern gemacht hat, sind der Beleg für seine Kernthese, dass der Mensch im Glauben an einen Sinn auch noch die schlimmsten Qualen ertragen kann. Ja mehr noch, dass er trotz aller Not frei ist eine innere Haltung zu wählen, die es ihm ermöglicht, sich geistig über das erfahrene Leid zu stellen, ohne es an anderen ungerechtfertigt abzureagieren, und trotzdem Ja zum Leben zu sagen. Elisabeth Lukas, eine der bekanntesten Schülerinnen Frankls, berichtet wie sie bei einem Besuch in seiner Wiener Wohnung einmal über seine Zeit in den Konzentrationslagern sprach: „Ich sagte ungefähr folgendes zu ihm: Herr Professor, Sie haben mit Ihrem Leben bezeugt, was Sie lehren. Aber was sollen wir Schüler machen, die wir keine Kriegsgräuel erlebt haben und keine persönliche Bewährung mitten in der Hölle vorweisen können? Frankl sah mich ernst an. >Ach, Frau Lukas<, antwortete er, >Jeder Mensch hat sein Auschwitz!< " (www.elisabeth-lukas-archiv.de).

> **Fazit**
> Frankls Bericht zeigt, dass positive Naturerlebnisse und neue sinnstiftende Beziehungen und Aufgaben helfen, nach schweren Schicksalsschlägen und traumatischen Erfahrungen wieder zurück ins Leben zu finden. Weshalb sollte man eine ins Stocken geratene Therapiesitzung nicht einmal ins Freie verlegen, zum Beispiel in den Garten, den Wald oder an den Fluss usw. Allein der Wechsel der Umgebung bzw. das veränderte Setting hat meist eine belebende und die Resilienz stärkende Wirkung.

Spirituelle Sinnfindung in der Logotherapie

5

5.1 Resilienz – ein Nebenprodukt der Sinnfindung?

Die bisherigen Ausführungen dürften deutlich gemacht haben, dass es Frankl in erster Linie darum ging, den Lagerinsassen zu helfen, eine Antwort auf die sie bedrängende Sinnfrage zu finden. Denn er war mit Nietzsche davon überzeugt, dass wer ein Warum zu leben hat fast jedes Wie ertragen kann. Wer einen Sinn gefunden hat, kann mithilfe der *„Trotzmacht des Geistes"* auch Krankheit, Sterben, Not und Tod widerstehen. Er kann zu seiner Um- und Innenwelt innerlich Stellung beziehen entweder, indem er sich von ihr distanziert oder sie auf eine höhere Wirklichkeit hin transzendiert. Ihm kann man auch unter schwierigsten Bedingungen und höchster Unfreiheit seine innere geistige Freiheit nicht nehmen. Frankl schreibt: „Im Konzentrationslager konnte man den Menschen alles nehmen, nur nicht die letzte Freiheit, sich zu den gegebenen Verhältnissen so oder so einzustellen. Und es gab ein >so oder<!" (Frankl 2005c, S. 108). Dies verdeutlicht, dass Resilienz bei Frankl eher ein Nebenprodukt der Sinnfindung ist und nicht das primäre Ziel seiner therapeutischen Bemühungen. Der Mensch wird resilient, indem er dem je einmaligen Sinnanruf der jeweiligen Situation gerecht wird. Denn Sinn ist für Frankl zunächst einmal eine konkrete „Möglichkeit vor dem Hintergrund der Wirklichkeit" (Frankl 2009, S. 28). Er schreibt: „Jeder Tag, jede Stunde wartet also mit einem neuen Sinn auf, und auf jeden Menschen wartet ein anderer Sinn. So gibt es einen Sinn für einen jeden, und für einen jeden gibt es einen besonderen Sinn. Aus alledem ergibt sich, daß der Sinn, um den es da geht, ebenso von Situation zu Situation wie von Person zu Person wechseln muß. Aber er ist allgegenwärtig. Es gibt keine Situation, in der das Leben aufhören würde, uns eine Sinnmöglichkeit anzubieten, und es gibt keine Person, für die das Leben nicht eine Aufgabe bereithielte" (Frankl 2009, S. 30f.). Ein Leben ohne Sinn wäre

G. Sprakties, *Spiritualität als Resilienzfaktor in Lebenskrisen*, essentials, https://doi.org/10.1007/978-3-662-68066-7_5

ein bloßes Dahinleben. Wir wollen einen Grund zum Leben haben. Wir wollen wissen, wozu wir da sind, was unsere Aufgabe in diesem Leben ist. Für mich steht hinter der Sehnsucht nach Geistigem, nach Spiritualität, daher immer auch die Sehnsucht nach Sinn. Der Theologe und Psychologe Michael Utsch schreibt: „Spiritualität bezieht sich also auf Sinngebung und subjektiv stimmige Wirklichkeitskonstruktion. Sie beinhaltet ganz allgemein das Bemühen, sinnvoll zu leben. Dabei macht sie inhaltlich keine Vorgaben und enthält sich weltanschaulicher Positionen. Grundsätzlich aber betont sie jedoch die Wichtigkeit einer Selbstvergewisserung und Bezogenheit auf ein Sinn-Ganzes … all diejenigen Aktivitäten besitzen eine spirituelle Qualität, durch die den zufälligen Ereignissen im Leben Sinn verliehen und versucht wird, in Harmonie und Übereinstimmung mit sich und der Welt zu leben" (Utsch 2000, S. 88). Viktor E. Frankl betont, dass das griechische Wort „logos" in Logotherapie sowohl Sinn als auch Geist bedeuten kann. Dies zeigt, dass zwischen Sinnfindung und Spiritualität ein Zusammenhang besteht. Man könnte Spiritualität so gesehen auch als das Bemühen verstehen, sinnvoll zu leben.

5.2   Die spirituelle Sinnsuche in Zeiten des Wandels

In einer Zeit globaler Krisen suchen die Menschen vermehrt nach Halt, Sicherheit, Orientierung und Sinn. Uwe Böschemeyer schreibt: „Die Angst unter uns ist so groß, weil der Mangel an Sinn so groß ist. Der Mangel an Sinn ist so groß, weil der Halt im Leben so gering ist. Der Halt im Leben ist so gering, weil die Suche nach Sinn so schwierig geworden, weil das Leben selbst so unübersichtlich geworden ist und die Wege zum Sinn so verdeckt erscheinen. Und weil die Wege zum Sinn so verdeckt erscheinen, ist die Angst unter uns so groß und das Identitätsgefühl so gering" (Böschemeyer 2018, S. 27). Es gibt heute bestimmt viele Gründe, weshalb sich Menschen bei der Suche nach Sinn schwertun. In unserer westlichen Konsum- und Überflussgesellschaft ist es für viele nicht einfach, die richtige Entscheidung oder Wahl zu treffen. Die „Multioptionsgesellschaft" überfordert uns manchmal: Welche Schule soll unser Kind besuchen? Welchen Beruf, welches Studium soll ich ergreifen? Wohin sollen wir in Urlaub fahren? Welche Produkte, welche Medien, welche Freizeitaktivitäten sind die Richtigen usw. Der Übergang von der Industrie- zur Informationsgesellschaft fällt nicht leicht. Hinzu kommt der bunte Markt der religiös-spirituellen Angebote. Sinnkrisen sind daher keine Seltenheit. Frankl geht davon aus, dass bereits 20 % der Neurosen durch ein Sinnlosigkeitsgefühl bedingt und verursacht sind (Frankl

1975, S. 18 ff.). Auch die ständig steigende Zahl der Fehltage von Arbeitnehmerinnen und Arbeitnehmern in Deutschland infolge psychischer Erkrankungen ist ein Beleg für diesen Befund (DAK Psychreport vom 7.06.2022). Es mag vor diesem Hintergrund daher nicht überraschen, dass heute immer öfter Ratsuchende in Therapie und Beratung kommen mit existentiellen Lebensfragen. Sie suchen „eine weltanschauliche Orientierung, Wegweisung auf dem ausufernden >Markt der Sinndeutungen<" (Utsch 2000, S. 93). Inwiefern ihnen bei ihrer spirituellen Sinnsuche geholfen werden kann, davon soll im Folgenden die Rede sein. Doch bevor ich näher darauf eingehe, möchte ich zeigen, dass es gerade im Bereich der Psychotherapie keineswegs immer selbstverständlich war, sich mit der Sinnfrage im Horizont der Spiritualität auseinanderzusetzen. So war Sigmund Freud, der Begründer der Psychoanalyse, davon überzeugt: „Im Moment, da man nach Sinn und Wert des Lebens fragt, ist man krank, denn beides gibt es in objektiver Weise nicht; man hat nur eingestanden, dass man einen Vorrat an unbefriedigter Libido hat, und irgendetwas anderes muss damit vorgefallen sein, eine Art Gärung, die zur Trauer und Depression führt" (Freud 1960, S. 429). Dem widersprach sein Wiener Kollege Viktor E. Frankl vehement. In einem Festvortrag in der Wiener Hofburg sagte er: „Nun, ich persönlich bin nicht der Ansicht, daß es sich da um eine Krankheit handelt, etwa um das Symptom einer Neurose. Vielmehr meine ich, daß der Mensch damit, daß er die Frage nach dem Sinn des Lebens stellt, ja mehr als das, daß er wagt, die Existenz eines solchen Sinnes sogar infrage zu stellen, – ich meine, daß der Mensch damit nur seine Menschlichkeit manifestiert. Noch nie hat ein Tier danach gefragt, ob das Leben einen Sinn hat. Das tut eben nur der Mensch, und das ist nicht Ausdruck einer seelischen Krankheit, sondern der Ausdruck seiner Mündigkeit würde ich sagen" (Frankl 1989, S. 46).

5.3 Tatjana Schnell und die Ergebnisse der neuen Sinnforschung

Die Sinnforscherin Tatjana Schnell von der Universität Innsbruck konnte in zahlreichen Studien zeigen, wie wichtig es ist, einen Sinn im Leben zu haben (vgl. Schnell 2016 und www.sinnforschung.org). In einem Interview aus dem Jahr 2018 mit dem Online-Magazin „SinndesLebens24.de" erklärte sie: „Die Forschung der letzten zehn bis zwanzig Jahre hat gezeigt, dass Sinnerfüllung ein wichtiges Kriterium dafür ist, wie es uns im Leben geht und wie es um unsere seelische Gesundheit bestellt ist. Denn Sinnerfüllung geht einher mit Selbstannahme, Selbstwirksamkeitserwartungen, Regulationsfähigkeiten, Resilienz sowie mit der Befriedigung psychologischer Bedürfnisse wie Autonomie, Kompetenz und sozialer Einbindung. Auch die körperliche Gesundheit und die Lebensdauer werden durch die Sinnerfahrung beeinflusst. Wer sein Leben lohnenswert findet, ist auch motiviert, Verantwortung für die eigene Gesundheit zu übernehmen: also sich fit zu halten, sich gesund zu ernähren oder den Suchtmittelgebrauch einzuschränken" (Schnell 2018). Sie konnte darüber hinaus nachweisen, dass Sinnerfüllung einen starken „Puffer-Effekt" hat: „Sie hilft dabei, sich von Stressoren, also schwierigen Ereignissen, nicht so leicht umwerfen zu lassen. Wer das Leben als sinnvoll erfährt, ist existenziell verortet: hat Boden unter den Füßen, kennt die Richtung, in die er/sie gehen will und hat einen Platz auf dieser Welt für sich gefunden. Dies sind gute Voraussetzungen dafür, mit Schwierigkeiten umzugehen. Einerseits bietet die Sinnhaftigkeit eine gewisse Standfestigkeit, andererseits auch eine Perspektive, die über das Hier und Jetzt hinausgeht und somit hilft, momentane Schwierigkeiten zu relativieren" (Schnell 2018).

Von Religion zu Spiritualität? 6

6.1 Begriffsgeschichtliche Klärungen

Der Theologe Anton A. Bucher schreibt im Vorwort seines Handbuch „Psychologie der Spiritualität": „Welche Zugkraft in »Spiritualität« steckt, erlebte ich im Jahre 2004, als die Vorlesung »Psychologie der Religiosität« in »Psychologie der Spiritualität« umbenannt wurde. Der Vorlesungssaal war zu klein. Interessiert waren vor allem angehende Psychologen und Psychologinnen, denen von Anfang an klargelegt wurde, Psychologie der Spiritualität sei zu »wahren« Antworten auf Fragen wie die nach der Existenz Gottes nicht in der Lage, sie sei nicht Religion. Aber sie könne sensibilisieren, wie Menschen mit Transzendenz, Sinn, Seele etc. umgehen" (Bucher 2014, S. 10). Das Zitat zeigt den in den letzten Jahrzehnten verstärkten Trend weg von Religiosität hin zur Spiritualität. Hierfür spricht auch die Vielzahl an Veröffentlichungen zum Thema Psychotherapie und Spiritualität in der letzten Zeit sowie das große Interesse vieler Psychotherapeuten an Fragen rund um das Thema Spiritualität. Da die Begriffe Spiritualität und Religiosität häufig synonym und undifferenziert verwendet werden, obwohl ihnen unterschiedliche Vorstellungen zugrunde liegen, will ich versuchen, mögliche Unterschiede aufzuzeigen. Zunächst aber zur Bedeutung von Religion/Religiosität: Die sprachgeschichtliche Herkunft des Begriffs Religion ist nicht sicher. Das Wort leitet sich entweder vom lateinischen Begriff „relegere" = wieder-lesen, mit Eifer beachten, sorgfältig überdenken ab oder von „religare" sich an- bzw. zurückbinden. Die erste Bedeutung findet sich bei Cicero, für den religiös sein bedeutet, eifrig alles zu beachten, was zur Verehrung der Götter gehört. Die letztere Bedeutung finden wir zum Beispiel bei dem christlichen Schriftsteller Lactantius. Er meint, es handle sich um ein „Band der Frömmigkeit"

© Der/die Autor(en), exklusiv lizenziert an Springer-Verlag GmbH, DE, ein Teil   23
von Springer Nature 2023
G. Sprakties, *Spiritualität als Resilienzfaktor in Lebenskrisen*, essentials,
https://doi.org/10.1007/978-3-662-68066-7_6

das den Gläubigen mit Mitglaubenden an Gott binde. Eine dritte mögliche Ablei-
tung des Begriffs finden wir bei Augustinus. Er meinte das Wort „religio" komme
vom „reeligere": sich Gott wieder erwählen. Für Viktor E. Frankl ist Religion ein
„System von Symbolen" (Frankl 1988, S. 111). In seinem Buch „Der unbewußte
Gott" beschreibt er sie „als Ausdruck des allermenschlichsten aller menschlichen Phänomene, nämlich des Willens zum Sinn" und definiert sie „als Erfüllung
eines >Willens zum letzten Sinn<" (Frankl 1988, S. 117). Die Hauptfunktion
von Religion besteht aus entwicklungsspsychologischer Sicht in der Konstruktion
einer Lebensdeutung oder Weltanschauung mit deren Hilfe „das Schicksalhafte
und Zufällige des menschlichen Lebens überwunden werden kann" (Utsch 2014,
S. 26).

6.2   Spirituell statt religiös: eine differenzierende Betrachtung

Heute gibt es immer mehr Menschen, die sich selbst eher als spirituell, denn als
religiös verstehen. Sie hinterfragen die Institution Kirche und suchen sich auf dem
Markt der religiösen/spirituellen Möglichkeiten das für sie Passende. Michael
Utsch schreibt: „In den letzten 50 Jahren hat sich die Bedeutung der Religion
massiv geändert. Gesellschaftsbeobachtungen fassen den Trend folgendermaßen
zusammen: Kirchen nein. Glauben an eine höhere Macht ja. Viele Menschen
bezeichnen sich selber als nichtreligiös, jedoch als spirituell" (Utsch et al. 2014,
S. 26). Die Gründe hierfür sieht Utsch in den großen gesellschaftlichen Verände-
rungen der letzten Jahre durch Säkularisierung, Pluralisierung, Individualisierung
und Globalisierung. Hinzu kommt meines Erachtens der Missbrauchsskandal in
den beiden großen Kirchen und der immer weiter fortschreitende Traditions-
abbruch. Dies hatte zur Folge, dass die Mitgliederzahlen der Kirchen sinken
und sich immer mehr Menschen ihre eigene individuelle Religiosität/Spiritualität
suchen. Viktor E. Frankl scheint diese Entwicklung bereits vorausgesehen zu
haben, wenn er schreibt: „Nun kann man fragen, ob dieser religiöse Pluralis-
mus eines Tages überwunden werden wird, indem ein religiöser Universalismus
an seine Stelle tritt. Aber ich glaube nicht an eine Art religiöses Esperanto.
Im Gegenteil; wie mir scheint, gehen wir nicht auf eine universale Religiosität zu, sondern viel eher auf eine zutiefst personale, aus der heraus jeder zu
seiner eigenen, persönlichen, seiner ureigensten Sprache finden wird, wenn er
sich an Gott wendet" (Frankl und Lapide 2007, S. 108). Für viele Menschen
scheint der Begriff Spiritualität diese Funktion zu erfüllen (vgl. Vik 2017, S. 62–
70). Sie empfinden die traditionelle Religion als institutionell-zwanghaft und

sehnen sich nach einer Form, die ihnen Geborgenheit und Wärme vermitteln kann. Anton A. Bucher hat in seinem Handbuch „Psychologie der Spiritualität" die Unterschiede zwischen Religiosität und Spiritualität in einer Gegenüberstellung so beschrieben: Für viele Menschen sei Religion/Religiosität institutionell und dogmenorientiert. Sie vertritt einen exklusiven Wahrheitsanspruch und ist traditionalistisch festgelegt und reglementierend. Demgegenüber sei Spiritualität individuell und Erfahrungsorientiert. Sie könne viele religiöse Traditionen integrieren, sei innovativ und für Suchende offen und wirke befreiend (Bucher 2007, S. 51). So hilfreich die Differenzierung der beiden Begriffe auch sein mag, in der Praxis lassen sich beide Konzepte nur schwer voneinander abgrenzen. Für den amerikanischen Religionswissenschaftler Kenneth I. Pargament gehören Religion und Spiritualität immer zusammen: „Spiritualität ist das Herz und die Seele der Religion". Er definiert Spiritualität als Suche nach dem Geheiligtem („search for the Sacred") und sieht Religion „als das breitere Konzept, das insbesondere Rituale, Symbole und Traditionen" umfasst (Utsch et al. 2014, S. 30).

Spiritualität als Resilienzfaktor in Psychotherapie und Beratung

7.1 Die spirituelle Wende und ihre Vorgeschichte

Der französische Resilienzforscher Boris Cyrulnik wurde bei einer Reise in den Kongo von einem ehemaligen Kindersoldaten gefragt:»Warum ist die Kirche der einzige Ort, an dem es mir gut geht?« Für Cyrulnik war diese Frage so wichtig, dass er ihr ein ganzes Buch gewidmet hat. In „Glauben. Psychologie und Hirnforschung entschlüsseln, wie Spiritualität uns stärkt" macht der „Atheist" deutlich, dass ein gläubiger/religiöser Mensch nicht notwendigerweise resilienter sein muss, aber tendenziell die Möglichkeit hat, durch Glauben ein sinnerfüllteres Leben zu führen. Er schreibt: „Religion dämpft die Angst vor dem Leben, … wenn wir uns in Gefahr fühlen, wenn wir einen geliebten Menschen verloren haben, wenn das Leben uns verletzt oder eine Entwicklung uns so anfällig gemacht hat, dass wir schon den geringsten Vorfall als traumatisch empfinden. In all diesen Fällen hat Religion eine schützende Wirkung und wird zu einem Resilienzfaktor, wenn die Person, die die Verletzung erlitten hat, nach dem Unglück versucht, wieder ins Leben zurückzukehren. In diesem Sinne ist Religiosität ein wertvoller Faktor psychischer Gesundheit" (Cyrulnik 2018, S. 247). Für Sigmund Freud und viele seiner Schüler/innen war genau das Gegenteil der Fall. Sie sahen in Religion etwas Krankhaftes, eine universelle Zwangsneurose. Freud betrachtete die religiösen Erfahrungen seiner Patienten als illusionäres Wunschdenken (vgl. Utsch et al. 2014, S. 49).

Die moderne Psychotherapie wurde stark durch Freuds negative Sicht auf Religion und Spiritualität geprägt. Psychotherapie als ein Kind der Aufklärung und stark vom naturwissenschaftlichen Bild evidenzbasierter Medizin bestimmt, hat diese lange Zeit stiefmütterlich behandelt. Erst gegen Ende der 1960er Jahre kam es dann zur sog. „spirituellen Wende". Erstmals wurde versucht, Spiritualität

G. Sprakties, *Spiritualität als Resilienzfaktor in Lebenskrisen*, essentials, https://doi.org/10.1007/978-3-662-68066-7_7

in die Psychotherapie zu integrieren. In eigens dafür entwickelten Therapie-
ansätzen, wie zum Beispiel der Transpersonalen Psychologie von Ken Wilber,
begann man spirituelle Erlebnisse zu untersuchen bzw. bewusst zu erzeugen (etwa
durch „holotropes Atmen"). Neuere Ansätze versuchten sodann weltanschauliche
Fragen in die Therapie einzubeziehen. Es entwickelte sich das Bio-Psycho-
Soziale-Modell der Krankheitsgenese. Dieses wurde um eine religiös-spirituelle
Dimension erweitert (Grom 2012, S. 195). Diese Entwicklung hatte Viktor E.
Frankl in gewisser Weise bereits vorweggenommen, indem er in seinem bereits
im Jahr 1946 erschienenen Buch „Ärztliche Seelsorge" vom „Übersinn" sprach,
einer „Metapher für Gott" (Biller, in: O. Zsok 2002, S. 35). Darin schreibt er:
„Daß der Glaube an einen Über-Sinn – ob nun als Grenzbegriff oder religiös als
Vorsehung verstanden – von eminenter psychotherapeutischer und psychohygie-
nischer Bedeutung ist, erhellt von selbst. Er ist schöpferisch. Als echter Glaube
innerer Stärke entspringend, macht er stärker. Für solchen Glauben gibt es letzten
Endes nichts Sinnloses" (Frankl 1975, S. 46).

7.2 Gesundheitsförderliche Effekte von Religion und Spiritualität

Zahlreiche Studien – vor allem aus Amerika – haben die positiven Effekte von
Religiosität bzw. Spiritualität bestätigt. Harold Koenig von der Duke University
in North Carolina veröffentlichte 2012 eine Auswertung von 3300 empirischen
Originalarbeiten zum Zusammenhang von Religiosität bzw. Spiritualität und
Gesundheit. Er stellte fest, dass etwa 80 % dieser Studien sich mit der Bewäl-
tigung von Unglück, Widrigkeiten und Belastungen, wie zum Beispiel schweren
Erkrankungen, befassten. Die überwiegende Mehrzahl zeigte, dass Religion/
Spiritualität hilfreich war und mit positiven Emotionen, Wohlbefinden und Glück-
lichsein verbunden gewesen ist. Religion/Spiritualität half Stress zu reduzieren,
ging einher mit höherer Lebenszufriedenheit, geringerer Depressivität, weniger
Bluthochdruck, Herzerkrankungen, Alkohol- und Drogenmissbrauch, einer geringeren Selbsttötungsneigung, mehr Lebenssinn und einer geringeren Mortalität.
Wer sich eine Übersicht über die vielfältigen Effekte von Spiritualität verschaffen
möchte, findet im Handbuch „Psychologie der Spiritualität" von Anton Bucher
eine detailreiche Übersicht (Bucher 2007). Michael Utsch weist in seinem Artikel
„Spiritualität – Chance oder Risiko für seelische Gesundheit?" daraufhin, dass
Religion/Spiritualität neben den vielfältigen gesundheitsförderlichen Aspekten
auch krankmachen kann.

7.3   Spiritueller Missbrauch

Heute begegnen uns in Psychotherapie, Beratung und Seelsorge immer wieder Menschen, die in einer tiefen spirituellen Krise stecken oder die ein negatives Gottesbild krank gemacht hat. Utsch nennt zwei „neurotische Gottesbilder": „Der Richter-Gott führt zu Selbstbestrafung und Lebensverneinung, der Lückenbüßer-Gott zu realitätsfremden Wunschvorstellungen und in letzter Konsequenz zu einer Spaltung der Persönlichkeit" (Utsch 2002, S. 11). Dass nicht jede Form von Religiosität und Spiritualität positive Effekte hat erlebe ich bei meiner Arbeit als Seelsorger immer wieder (vgl. Pohl 2022 und Hoyeau und Keul 2023). Mir begegnen manchmal Menschen, die sich in die Abhängigkeit von spirituellen Heilern oder Sektenführern begeben haben, die teilweise egoistische und finanzielle Interessen verfolgen. Die kath. Theologin Ute Leimgruber spricht diesbezüglich von "Spirituellem Missbrauch" (Lehmgruber, in: katholisch.de vom 02.02.2023). Sie erklärt, dass dies ähnlich verheerende und zerstörende Folgen für die Betroffenen hat wie sexueller Missbrauch oder wie Depression und Suizidalität. „Als geistlicher oder spirtueller Missbrauch gelten Manipulation und Ausnutzung von Menschen im Namen Gottes und im Kontext religiösen Lebens. Dabei werden in der Seelsorge, etwa bei der Beichte oder geistlichen Begleitung, aber auch in geistlichen Gemeinschaften Menschen bevormundet, entmündigt und oft gegen andere abgeschirmt" (Lehmgruber, ebd.).

7.4   Intrinsische Spiritualität als Resilienzfaktor

Wichtig erscheint mir bei der Bewertung von Religiosität/Spiritualität die Unterscheidung in intrinsische und extrinsische Religiosität. Während die Erste um ihrer selbst willen geschieht aus einer verinnerlichten tiefen persönlichen Überzeugung wird Letztere aus äußeren Beweggründen ohne inneren Bezug praktiziert. Der Mediziner Martin Hambrecht schreibt: „Gelebte Religiosität von innen heraus zahlt sich aus. Wer hingegen nur den äußeren Kirchgang pflegt, aus welchen Gründen auch immer, aber keine innerseelische Beziehung zu Religion, Glauben, Gott und Gebet aufbauen konnte, tut sich laut entsprechender Untersuchungen so schwer wie jemand, der mit diesen Aspekten wenig oder gar nichts anfangen kann" (Hambrecht 2018). Dies erklärt, warum primär eine *intrinsische Spiritualität/Religiosität* zur Ausbildung von Resilienz beiträgt. Dies bestätigt auch die empirische Studie „Resilienz durch Glauben? Die Entwicklung psychischer Widerstandskraft bei Erwachsenen" von Elias Stangl mit religiös hochverbundenen Mitgliedern der Katholischen Kirche. Darin heißt es: „So liegt eines der Forschungsergebnisse, die ich im Sinne eines Erkenntnisgewinns interpretiere, in der Erschließung, dass die Fähigkeit, Lebenskrisen zu bewältigen und an ihnen zu wachsen, durch religiösen Glauben gefördert werden kann. Das Glaubensleben in einer intrinsischen Form hat demnach eine begünstigende Auswirkung auf die Resilienz von Erwachsenen" (Stangl 2016, S. 263 f.). Meine Ausführungen dürften deutlich gemacht haben, dass Religiosität/Spiritualität als ein personaler Schutzfaktor gegen belastende Lebensereignisse angesehen werden kann. Dennoch ist es mir hier wichtig mit Michael Utsch zu betonen: „Der christliche Glaube darf nicht als Therapeutikum missverstanden werden…Echte Religiosität lässt sich nicht funktionalisieren oder instrumentalisieren" (Utsch 2002, S. 20).

Spiritualität in der Psychotherapeutischen Praxis

8

8.1 Spiritualität als Geborgenheit in der Transzendenz

Meine bisherigen Ausführungen dürften deutlich gezeigt haben, dass die Logotherapie als eine Psychotherapie vom Geistigen her offen ist, Religion und Spiritualität in den therapeutischen Prozess mit einzubeziehen. Frankl betont zwar: „Für die Logotherapie ist Religion und kann sie nur sein ein Gegenstand – nicht aber ein Standort" (Frankl 1975, S. 219). Sie soll sowohl für gläubige als auch ungläubige Menschen anwendbar sein und „sich diesseits des Offenbarungsglaubens bewegen" (Frankl 1975, ebd.). Gleichwohl ist klar, dass weder der Klient noch der Therapeut seine religiös-spirituelle Weltanschauung an der Garderobe abstreifen kann, um dann in ein wertneutrales therapeutisches Setting einzutauchen. Dass die Einbeziehung von Religion und Spiritualität sich positiv auf den therapeutischen Prozess auswirken kann, haben zahlreiche Studien deutlich gemacht (vgl. Hofmann 2011, S. 173–195). Frankl betont, dass es in der Psychotherapie um seelische Heilung des Klienten geht und in der Religion um sein "Seelenheil": „Mag die Religion ihrer primären Intention nach auch noch so wenig um so etwas wie seelische Gesundung oder Krankheitsverhütung bemüht und bekümmert sein, so ist es doch so, daß sie per effectum – und nicht per intentionem! – psychohygienisch, ja psychotherapeutisch wirksam wird, indem sie dem Menschen eine Geborgenheit und eine Verankerung sondergleichen ermöglicht, die er nirgendwo anders fände, die Geborgenheit und die Verankerung in der Transzendenz, im Absoluten" (Frankl 1975, S. 219). Hier zeigt sich, dass Religiosität/Spiritualität ein wichtiger Resilienz fördernder Schutzfaktor sein kann. Es wäre daher seltsam, wenn wir sie nicht als positive Ressource für den therapeutischen Prozess nutzen würden.

© Der/die Autor(en), exklusiv lizenziert an Springer-Verlag GmbH, DE, ein Teil von Springer Nature 2023
G. Sprakties, *Spiritualität als Resilienzfaktor in Lebenskrisen*, essentials, https://doi.org/10.1007/978-3-662-68066-7_8

8.2   Die vier spirituellen Themenfelder in Psychotherapie und Beratung

Doch wie begegnet uns Religion/Spiritualität konkret in Psychotherapie und Beratung. Von sich aus werden diese Themen von Klienten meiner Erfahrung nach eher selten aufgegriffen. Meist werden sie relevant, wenn es um existentielle Themen wie Sterben, Tod, Trauer, Verlust, schwere Schicksalsschläge, wie zum Beispiel Unfälle, Erkrankungen oder Behinderungen oder anderweitige traumatische Erfahrungen geht und die Sinnfrage im Raum steht. Dann werden der Psychotherapeut und Berater ganz unmittelbar mit religiös/spirituellen Bedürfnissen und Fragestellungen konfrontiert, denen er sich nur schwer entziehen kann. Auf vier thematischen Ebenen begegnet ihnen das Thema Spiritualität:

1. Auf der Ebene von Sinn:
   Hier geht es um Sinn- und Schicksalsfragen sowie um Trauer und Verzweiflung.
2. Auf der Ebene Transzendenz:
   Hier geht es um Ungewissheit (Ängste, Hoffnungslosigkeit) und Glaubensfragen (Wut, Verbitterung, Einsamkeit, religiös-spirituelle Bedürfnisse).
3. Auf der Ebene Identität:
   Hier geht es um Scham- und Schuldgefühle (traumatische Erfahrungen belasten).
   Es kommt zu Identitätskonflikten mit Verbitterung und Kontrollverlust.
4. Auf der Ebene Werte:
   Hier kommt es zu ethischen Konflikten und Entscheidungskrisen.

Dieses Schema wurde in der Schweiz unter Leitung von Traugott Roser für die Seelsorge entwickelt und lässt sich meines Erachtens gut auf unsere Thematik übertragen. Es zeigt die unterschiedlichen Themenfelder bzw. Lebenskrisen, denen wir in Psychotherapie und Beratung begegnen (vgl. http://www.indikatio nenset.ch).

8.3   Die spirituelle Anamnese

Dass Menschen in Lebenskrisen oftmals nicht nur psychisch leiden, sondern auch spirituell, betont Harald Walach. Er schreibt: „Menschen, die psychisch leiden, leiden häufig auch spirituell und umgekehrt. Menschen, die psychische Wunden erlitten haben, haben auch oft spirituelle Narben, und umgekehrt.

Manchmal kann man aber auf spirituelle Ressourcen bei Patienten zurückgreifen, um den Entwicklungsprozess auf der psychischen Ebene erleichtern oder psychische Not zu lindern. Das hängt sehr davon ab, ob Klienten einen Zugang zu ihrer spirituellen Dimension haben und wie sie insgesamt dazu stehen. Daher empfiehlt es sich, dieses Thema zu Beginn anamnestisch zu klären und zu erfragen, wie Klienten dazu stehen, wenn im Rahmen einer Übung etwa spirituelle Elemente eingebracht werden" (Walach 2021, S. 206). In einer spirituellen Anamnese könnten etwa folgende Fragen gestellt werden: Welche Rolle spielt Religion/Spiritualität in Ihrem Alltag? Wie ist Ihr religiöser/spiritueller Werdegang? Gehören Sie zu einer religiösen/spirituellen Gemeinschaft (Gemeinde, Kirche, spirituellen Gruppe). Welche Glaubensüberzeugungen/spirituelle Haltungen/Erfahrungen/Begegnungen/Praktiken sind Ihnen besonders wichtig? Soll ich als Therapeut und Berater religiöse bzw. spirituelle Themen ansprechen? Was bringt Sie in Kontakt mit Ihrer spirituellen Kraftquelle? Welche Rolle spielt Ihre Religion/Spiritualität im Umgang mit Leid, Sterben und Tod? Ist Religion/Spiritualität für Sie ein Resilienzfaktor? Dies sind nur einige Fragen, die eine spirituelle Anamnese beinhalten könnten. Wichtig erscheint mir dabei ein intensives, wertschätzend-offenes Zuhören zu sein sowie ein sinnorientiertes Nachfragen. Die Klientin sollte selbst entscheiden, ob Sie sich mit dieser Thematik auseinandersetzen möchte.

Interventionen in Psychotherapie und Beratung bei spirituellen Aspekten

9.1 Die spirituelle Vorbereitung auf das Gespräch

Für mich gehört zur Vorbereitung auf ein Therapie- und Beratungsgespräch eine spirituelle Praxis bzw. Einstimmung. Ich habe es für mich als hilfreich erlebt, wenn ich mich auf ein Gespräch durch eine Zeit in der *Stille, Gebet, Meditation, geistlichen Lektüre und mit Autogenem Training* innerlich vorbereite. Die mentale Einstimmung hilft mir, mich mehr auf mein Gegenüber einzulassen. Ich kann in der Regel viel präsenter und konzentrierter zuhören, was mir meine Gesprächspartner/in sagen will. Durch die spirituelle Einstimmung auf das Gespräch gelingt es mir auch, für verbale und nonverbale Zwischentöne hellhörig zu sein. Gelegentlich empfehle ich im Verlaufe einer Gesprächsreihe meinem Gegenüber spirituelle/religiöse Praktiken, wie zum Beispiel Meditations- und Achtsamkeitsübungen oder nenne hilfreiche spirituelle Bücher.

9.2 Stärkung der Spiritualität durch Elemente der Bibliotherapie

In der Logotherapie und Existenzanalyse wird gerne mit der sog. Bibliotherapie (von griech. Biblos = Buch und therapeia = Heilung) gearbeitet. Viktor Frankl hat wiederholt darauf aufmerksam gemacht, dass die Lektüre geeigneter Bücher zur Bewältigung und Aufarbeitung von Krisen und traumatischen Erlebnissen hilfreich sein kann. Immer wieder schrieben ihm Menschen Briefe, in denen sie ihm berichteten, wie hilfreich für sie die Lektüre eines seiner Bücher gewesen ist (Längle 1998, S. 115 f.). Im Vortrag mit dem Titel „Das Buch als Therapeutikum" schreibt Frankl: „Im Hinblick darauf, daß sich die Psychologie wesentlich

G. Sprakties, *Spiritualität als Resilienzfaktor in Lebenskrisen*, essentials, https://doi.org/10.1007/978-3-662-68066-7_9

auf eine Partnerschaft zwischen Arzt und Kranken gründet, kann natürlich davon keine Rede sein, daß jemals das Buch den Arzt oder und die Bibliotherapie eine Psychotherapie zu ersetzen vermöchte. Und doch darf in dieser Hinsicht das Buch nicht unterschätzt werden. Ich besitze Dokumente, aus denen eindeutig hervorgeht, daß Menschen, die jahrzehntelang an schweren Neurosen gelitten hatten und ohne Erfolg jahrelang in fachärztlicher Behandlung gewesen waren, einzig und allein aufgrund der Lektüre eines Buches eine bestimmte Methode und Technik der Psychotherapie selber und selbständig auf den eigenen Fall anwenden und sich dann auch endlich von ihrer Neurose befreien konnten" (Frankl, in: Raab 1988, S. 41). Die verantwortungsvolle Aufgabe liegt beim Therapeuten, dem ratsuchenden Klienten geeignete Literatur anzubieten. An zwei Beispielen will ich verdeutlichen, wie dies in der Praxis konkret aussehen kann. Elisabeth Lukas berichtet, dass sie einer kleinwüchsigen 18jährigen Patientin, die wegen ihrer Größe sehr unter Minderwertigkeitsgefühlen litt, einmal ein Gedicht von Karl Heinrich Waggerl zu lesen gab. Es lautete: „Bist du verzagt, weil dich so vieles überragt? Schau in dies holde Angesicht – Und merk: Am Stengel liegt es nicht!"

Elisabeth Lukas merkt hierzu an: „Sie lachte herzlich und schrieb sich das Gedichtchen auf. Später erzählte sie mir, daß ihr Größenproblem von Stunde ab kein Problem mehr für sie dargestellt hat, denn sobald sie wiederum der Ärger über ihren Minderwuchs quälte, zitierte sie im Stillen die Worte: >Am Stengel liegt es nicht! < und schon wich aller Ärger einem inneren Lächeln, mit dem sie sich über ihr Problem zu stellen vermochte. Was dabei anklang, das war die Superiosität einer weisen Einstellung zu einem unabänderlichen Tatbestand, denn Pillen, die einen wunschgemäß wachsen lassen, gibt es ja leider noch nicht" (Lukas, in: Raab 1988, S. 73).

Auch der Franklschüler Uwe Böschemeyer hat sich in der Therapie immer wieder bildhafter Texte bedient mit dem Ziel den „Mut zum Sein" (Tillich) sowie das Sinnbedürfnis seiner Klienten zu aktivieren. Er schreibt: „Lesen ist eine Möglichkeit, solcher Sinnideen und -gestalten ansichtig zu werden, die Leben verändern können, und deshalb kommt Büchern in einer Zeit, in der der >unheimlichste aller Gäste< (Nietzsche), das Sinnlosigkeitsgefühl, unsere Räume mehr und mehr ausfüllt, eine hervorragende Bedeutung zu" (Böschemeyer, in: Raab 1988, S. 52). Für Böschemeyer ermöglicht der Einsatz geeigneter bildhafter Texte in der Therapie, wie zum Beispiel von Geschichten, Gedichten, Fabeln, Parabeln, Gleichnisse usw., „daß der Leser in seiner Tiefenperson berührt und dadurch ermutigt werden kann, die ihm aufscheinenden Sinnideen und -gestalten leben zu wollen" (Böschemeyer, in: Raab 1988, S. 53). Er ist davon überzeugt: „Bildhafte Texte, deren Themen die Möglichkeiten der menschlichen Person veranschaulichen, berühren jene emotionalen Seiten in uns, die im >geistig Unbewußten<

(Frankl), dem Grund und der Mitte unseres Seins, ihre Wurzeln haben und so den Zugang schaffen zur >raison du coeur< (Pascal), zur >Weisheit des Herzens<, die Gründe zum Leben kennt, die dem Verstand nicht zugänglich sind" (Böschemeyer, in: Raab 1988, S. 54 f.). Die Beispiele zeigen, Lesen ist ein spiritueller Akt mit therapeutischer bzw. die Resilienz stärkender Wirkung.

9.3   Therapeutisches Schreiben als spiritueller Akt

Ebenso kann therapeutisches Schreiben bzw. „Poesietherapie" helfen, die spirituelle Resilienz zu stärken. (Vgl. Heimes 2012) Nachdem Viktor E. Frankl am 27. April 1945 aus dem Konzentrationslager Türkheim durch die Amerikaner befreit wurde, kehrte er in seine Heimatstadt Wien zurück. Dort erfuhr er am ersten Tag, dass seine geliebte Frau Tilly im Konzentrationslager umgekommen war. Die Vernichtung fast seiner ganzen Familie sowie vieler Freunde und Weggefährten war für ihn Auslöser einer tiefen Krise. Was Frankl neben dem Beistand einiger weniger Kollegen half, diese schwere Zeit und die traumatischen Erfahrungen in den Lagern zu verarbeiten, war das Schreiben. Jörg Riemeyer merkt hierzu an: „Das Schreiben half ihm über die seelische Erstarrung und Depressivität hinweg und verwandelte das Leid in eine Leistung. Er hatte das Gefühl einer Berufung, das Gefühl des Gebrauchtwerdens, das ihm die Kraft zum Schreiben gab" (Riemeyer 2002, S. 26). Frankl rekonstruierte das in Theresienstadt verloren gegangene Buch „Ärztliche Seelsorge" und schrieb sodann in nur neun Tagen seinen Erlebnisbericht über seine Zeit in den vier Konzentrationslagern. Dieser erschien im Jahr 1946 unter dem Titel: „…trotzdem Ja zum Leben sagen. Ein Psychologe erlebt das Konzentrationslager". Frankls zweite Frau Elly hat einmal in einem Interview erzählt, dass ihr Mann ihr nur ein einziges Mal zu Beginn ihrer Beziehung ausführlich über seine schrecklichen Erlebnisse in den Lagern berichtet hat. Später habe er darüber fast nie mehr gesprochen. Hier bestätigt sich die Aussage seiner Schülerin Elisabeth Lukas: „Ist doch nicht nur geteiltes, sondern auch mit-geteiltes Leid schon halbes Leid…" (Lukas, in: Raab 1988, S. 63).

9.4   Gebete als Wege zu spiritueller Dereflektion

Für mich stärkt neben den genannten Interventionen vor allem das Gebet/ Fürbittgebet unsere spirituelle Resilienz. Es ermöglicht spirituelle Dereflektion und hat darüber hinaus eine überaus sinnstiftende Funktion. Das Gebet hilft, die

Sprachlosigkeit und Ohnmacht zu überwinden, welche sich im Angesicht von Schuld und Leid bisweilen einstellt. Es trägt dazu bei, dass die leid- und schuldfixierte Hyperreflektion, die bei seelisch leidenden und traumatisierten Menschen häufig anzutreffen ist zu überwinden, indem es sie auf Gott hin transzendiert. Es stärkt so den Willen zum Sinn und kann eine umfassende Sinnesänderung (= Metanoia) einleiten. Für mich ermöglicht ein Gebet eine heilsame Unterbrechung aus dem Alltagstrott mit seinen Routinen und ermöglicht eine Rückbesinnung auf die Quelle unseres Seins. Dass das Gebet viele Ausdrucksformen haben kann und keineswegs nur im religiös-konfessionell gebundenen Kontext zu verorten ist, zeigt eine operationale Definition von Gott, die Frankl bereits im Alter von 15 Jahren entwickelte. Sie lautet: „Gott ist der Partner unserer intimsten Selbstgespräche. Das heißt praktisch: Wann immer wir ganz allein sind mit uns selbst, wann immer wir in letzter Einsamkeit und in letzter Ehrlichkeit Zwiesprache halten mit uns selbst, ist es legitim, den Partner solcher Zwiegespräche Gott zu nennen – ungeachtet dessen, ob wir uns nun für atheistisch oder gläubig halten" (Frankl 1988, S. 114).

9.5 Wertimaginationen als bewusste Wanderungen ins geistig Unbewusste

Frankl geht davon aus, dass der Mensch nicht nur eine „unbewußte Triebhaftigkeit" (Sigmund Freud) besitzt, sondern auch eine „unbewußte Geistigkeit". Und über diese schreibt Frankl: „Nun aber hat die Existenzanalyse in einer dritten Entwicklungsphase innerhalb der unbewußten Geistigkeit des Menschen so etwas wie unbewußte Religiosität entdeckt – im Sinne einer unbewußten Gottbezogenheit als einer dem Menschen anscheinend immanenten, wenn auch noch so oft latent bleibenden Beziehung zum Transzendenten" (Frankl 1988, S. 55). Doch was meint Frankl, wenn er in diesem Zusammenhang vom „unbewußten Gott" spricht: „Unsere Formel vom unbewußten Gott meint also nicht, daß Gott an sich, für sich, sich selbst – unbewußt sei; vielmehr meint sie, daß Gott mitunter uns unbewußt ist, daß unsere Relation zu ihm unbewußt sein kann, nämlich verdrängt und so uns selbst verborgen" (Frankl 1988, ebd.). Eine Bestätigung für diese These habe ich während meiner Logotherapieausbildung in Form der Wertimagination immer wieder erleben dürfen. Auch Menschen ohne religiöse Sozialisation bzw. ohne Bezug zu Religion berichteten nach bewussten Wanderungen in ihr Unbewusstes, von zutiefst spirituellen Erfahrungen und Begegnungen mit spirituellen Wertgestalten. Uwe Böschemeyer hat dies Verfahren entwickelt, "um mit seinen Klienten nicht nur über Werte wie Freude, Mut und Hoffnung zu sprechen", sondern sie auch emotional erlebbar zu machen (http//wertekosmos.de/wertimagination; Stand: 14.06.2023). In seinen Büchern beschreibt er eindrücklich, wie es durch Wertimaginationen zu tiefen spirituellen Erfahrungen mit dem „geistig Unbewussten" kommt und welch heilsame Wirkungen dies auf die Klienten hat (vgl. Böschemeyer 2005 und 2007). Wertimaginationen stärken die Resilienz, wirken sinnstiftend, ermöglichen Identitätsfindung und fördern eine lebensbejahende Einstellung (vgl.: https//www.heilnetz.de/news/werteimagination.html; Stand: 14.06.2023).

9.6 Achtsamkeit, Meditation und Stille als Wege zu spiritueller Resilienz

Neben den bereits genannten spirituellen Interventionen beziehen einige Logotherapeuten noch Elemente der *Achtsamkeitspraxis und Meditation* in ihre therapeutische Arbeit mit ein (vgl. Spaleck 2016, S. 40 ff.). Für mich persönlich ist vor allem *Stille* ein wichtiger Zugang zu spiritueller Resilienz. Die Klienten sollten immer wieder angeleitet werden, sich kleine Auszeiten zu nehmen, in denen sie in der Stille Zeit zur Selbstbesinnung und Rekreation haben. Nur wer innerlich und äußerlich zur Ruhe kommt, findet Zugang zu seinen spirituellen Kraftquellen. Eine Selbsttranszendenz nach innen hilft bei Stress und digitaler Reizüberflutung, das innere Gleichgewicht zu bewahren. Dorothee Sölle war davon überzeugt: „Wir brauchen eine neue Spiritualität, die den Rhythmus des Lebens kennt und akzeptiert. Wir können uns selbst unterbrechen, um diesen Rhythmus wahrzunehmen und uns in ihn einzustimmen. Er ist vor uns da und nach uns da" (Sölle 2003, S. 74). Die Einbeziehung von Ritualen in Psychotherapie und Beratung kann helfen, diesen Rhythmus zu finden und die spirituellen Ebenen zu aktivieren und anzusprechen (vgl. Brentrup und Kupitz 2015). Eine kleine Atem- oder Entspannungsübung zu Beginn einer Therapiesitzung ist zum Beispiel eine heilsame Einstimmung auf das Gespräch und ermöglicht das innere Ankommen.

Spirituelle Resilienz – als Kompetenz in Psychotherapie entdecken, würdigen und unterstützen

10.1 Wenn der geistige Hunger ungestillt bleibt

Als Theologe und Logotherapeut bin ich davon überzeugt, dass hinter vielen psychischen Problemen unserer Zeit, wie zum Beispiel Ängsten/Panikattacken, Depressionen, Sinnkrisen, eine spirituelle Krise steht. Wenn der seelisch-geistige Hunger nicht gestillt wird, ist der Mensch in Gefahr sein inneres Gleichgewicht zu verlieren und an Körper, Seele und Geist zu erkranken. Elisabeth Lukas schreibt: „Wir Menschen brauchen Sinn, brauchen ihn mehr noch als Brot zum Leben. Denn was nützen uns die Güter der Welt, wenn wir uns leer, überflüssig und an die Absurdität eines Chaos ausgeliefert fühlen, in keinen Sinnzusammenhang eingebettet, von nichts getragen, in nichts geborgen, ohne Herkunft und Endziel unterwegs? Gewiss beruhigt uns das tägliche Brot, doch nur Leib und Psyche; den Hunger unserer Geistseele vermag es nicht zu stillen. Nur wenn auf dem Hintergrund des Alltags ein Schimmer jenes Ur-Sinns aufleuchtet, der ‚im Anfang war‘ und die ganze Schöpfung durchglüht, und sei der Schimmer im Hier und Jetzt seines Augenblicks noch so winzig, kehrt Ruhe in unser Herz ein…" (Lukas 2006b, S. 24 f.). Für mich leistet eine positiv gelebte Spiritualität einen ganz entscheidenden Beitrag zur individuellen Sinnfindung. Sie ist daher innerhalb der Logotherapie und Existenzanalyse von zentraler Bedeutung. Unter Wahrung der weltanschaulichen Neutralität geht der Logotherapeut auf die je individuelle Spiritualität des Klienten ein und versucht sie als hilfreiche Ressource in den therapeutischen Prozess einzubeziehen. Die Zugänge zur Spiritualität sind dabei so unterschiedlich wie die Klienten, die zu uns kommen. Während die einen durch Musik, Tanz oder kreatives Schaffen ihre Spiritualität entdecken, finden andere sie durch Zeiten der Kontemplation und Einkehr in der Natur. Die Einbeziehung von Spiritualität in Psychotherapie und Beratung ermöglicht eine ganzheitliche

G. Sprakties, *Spiritualität als Resilienzfaktor in Lebenskrisen*, essentials, https://doi.org/10.1007/978-3-662-68066-7_10

Herangehensweise, die Körper, Geist und Seele anspricht. Sie stärkt die innere psychisch-geistige Widerstandskraft und kann Menschen helfen, mit schwierigen Lebenssituationen besser umzugehen. Spirituelle Überzeugungen können Trost, Hoffnung und Orientierung bieten und eine tiefe innere Resilienz fördern (vgl. Richter et al. 2021).

10.2 Spiritualität – ein Mittel zur Leistungssteigerung und Selbstoptimierung?

Auch wenn Spiritualität wie ausgeführt zur Stärkung der Resilienz beiträgt, sollte alles tunlichst vermieden werden, was den Eindruck weckt, sie diene in Psychotherapie und Beratung der Leistungssteigerung und Selbstoptimierung. Teure Resilienztrainings sind nur dann zu empfehlen, wenn sie der Selbstpflege als Sinnpflege (vgl. Sprakties 2013, S. 163) dienen und zu mehr Bewusstheit im Sinne von Selbstmitgefühl (vgl. Neff 2012) und Autonomie führen. Oftmals leiden Klienten zurecht unter schlechten Arbeitsbedingungen und schlechtem Management. Hier sollte es nicht darum gehen, diese im Angesicht widriger Verhältnisse noch resilienter zu machen. Vielmehr sollten die krankmachenden Arbeitsbedingungen geändert werden. Da Spiritualität wie Glaube, Liebe, Hoffnung sich nicht anbefehlen lässt, sollte eine gewisse Offenheit und Bereitschaft sich auf spirituelle Themen und Interventionen einzulassen, gegeben sein (vgl. Schneider und Vogt 2016, S. 195–208). Die Logotherapie und Existenzanalyse Viktor E. Frankls ist in ihrer originären Gestalt als eine Psychotherapie vom Geistigen her eine durch und durch spirituelle Psychologie. Sie leistet durch die Einbeziehung der geistigen (= spirituellen) Dimension einen wichtigen Beitrag zur Rehumanisierung des Menschen. Spiritualität verstanden als Verbundenheit mit uns selbst, den Mitmenschen, der Natur und Gott, stärkt die Resilienz und ist für mich eine Schlüsselkompetenz in der Bewältigung der globalen Krisen im 21. Jahrhundert. Abschließend will ich an einigen Punkten stichwortartig aufzeigen, was die Einbeziehung einer positiven Spiritualität in Psychotherapie und Beratung leisten kann.

> **Fazit**
> In diesem Werk wurden verschiedene Dimensionen aufgezeigt, die in Psychotherapie und Beratung wirksam werden können. Spirituelle Resilienz:

- stärkt das Vertrauen ins Leben.
- ist eine Kraftquelle im Alltag.
- stiftet Sinn und Hoffnung.
- stärkt das seelische Wohlbefinden.
- hilft mit Stress und Krisen besser umzugehen.
- schenkt Trost und Gelassenheit.
- ist ein Weg zu mehr Kreativität.
- eröffnet einen Heil- und Inspirationsraum.
- hilft negative Gefühle in positive Emotionen umzugestalten.
- ist die Fähigkeit Herausforderungen anzunehmen.
- ermöglicht die Akzeptanz von unbeherrschbaren Schicksalsschlägen.
- ermöglicht inneres Wachstum.
- stärkt die Selbstheilungskräfte.
- stärkt die Verbundenheit zu sich und der Welt.
- hilft mit Krankheit, Sterben und Tod besser umzugehen.
- ist offen für Transzendenz (= den „Über-Sinn").

Was Sie aus diesem *essential* mitnehmen können

- Spiritualität und Sinn stärken die persönliche Resilienz in Lebenskrisen
- Viktor E. Frankls Zeit in den Konzentrationslagern ist ein Beispiel hierfür
- Frankls Geistbegriff ist der Schlüssel zur Entwicklung von spiritueller Resilienz
- Eine positiv gelebte Spiritualität stärkt Körper, Geist und Seele
- Spiritualität ist eine wichtige Ressource für Psychotherapie und Beratung

G. Sprakties, *Spiritualität als Resilienzfaktor in Lebenskrisen*, essentials, https://doi.org/10.1007/978-3-662-68066-7

Literatur

Batthyány, A., (2017) in: Viktor E. Frankl, Wer ein Warum zu leben hat. Lebenssinn und Resilienz, (5. Aufl.), Weinheim.

Berg, F., (2014), Übungsbuch Resilienz. 50 praktische Übungen die der Seele helfen, vom Trauma zu heilen, Paderborn.

Berndt, C., (2013), Resilienz. Das Geheimnis der psychischen Widerstandskraft. Was uns stark macht gegen Stress, Depression und Burn-out, München.

Biller, K., (2002), Der Sinn wartet auf den Menschen, in: Zsok, O., (Hrsg.), Logotherapie in Aktion, Praxisfelder und Wirkungsweisen, München.

Böschemeyer, U., (2005), Unsere Tiefe ist hell. Wertimagination – ein Schlüssel zur inneren Welt, München.

Böschemeyer, U., (2007), Gottesleuchten. Begegnungen mit dem unbewußten Gott in unserer Seele, München.

Böschemeyer U., (2018), Von den hellen Farben der Seele. Wie wir lernen, aus uns selbst heraus zu Leben, Salzburg/München.

Brentrup, M., u. Kupitz, G., (2015), Rituale und Spiritualität in der Psychotherapie, Göttingen.

Bucher, A.; (2007), Psychologie der Spiritualität, Weinheim: Beltz.

Bucher, A., (2014), Psychologie der Spiritualität, (2. Aufl.), Weinheim: Beltz.

Büssing, A. u. Kohls, N., (Hrsg.), (2011), Spiritualität transdisziplinär. Wissenschaftliche Grundlagen im Zusammenhang mit Gesundheit und Krankheit, Berlin/Heidelberg.

Cyrulnik, B., (2018), Glauben. Psychologie und Hirnforschung entschlüsseln wie Spiritualität uns stärkt, Weinheim. (Französischer Originaltitel des Buchs: „Psychothérapie de Dieu")

DAK Psychreport vom 7.06.2022, in: https://www.machtfit.de/bgm-studien/dak-psychr eport-fehltage-Abschn.aufgrund-psychischer-erkrankung-erreicht-neuen-hoechststand/ (Stand: 3.04.2022)

Frankl, V. E. (1975), Ärztliche Seelsorge – Grundlagen der Logotherapie und Existenzanalyse, (8. Aufl.), München.

Frankl, V. E., (1987), Logotherapie und Existenzanalyse. Texte aus fünf Jahrzehnten, München.

Frankl, V. E., (1988), Der unbewusste Gott. Psychotherapie und Religion, (7.Aufl.), München: dtv.

Frankl, V. E., (1989), Der Mensch vor der Frage nach dem Sinn, (7. Aufl.), München.

© Der/die Herausgeber bzw. der/die Autor(en), exklusiv lizenziert an Springer-Verlag GmbH, DE, ein Teil von Springer Nature 2023
G. Sprakties, *Spiritualität als Resilienzfaktor in Lebenskrisen*, essentials, https://doi.org/10.1007/978-3-662-68066-7

Frankl, V. E. (2005a), Der leidende Mensch, Bern.

Frankl, V. E. (2005b), Der Wille zum Sinn, (5. Aufl.), Bern.

Frankl, V. E. (2005c), trotzdem Ja zum Leben sagen. Ein Psychologe erlebt das Konzentrationslager, (25. Aufl.), München: Huber

Frankl, V. E. u. Lapide, P., (2007), Gottsuche und Sinnfrage, Ein Gespräch, (3. Aufl.), Gütersloh.

Frankl. V. E. (2009), Das Leiden am sinnlosen Leben. Psychotherapie für heute, (20. Aufl.), Freiburg im Breisgau.

Frankl, V. E. (2017), Wer ein Warum zu leben hat. Lebenssinn und Resilienz, (5. Aufl.), Weinheim.

Freud, S., (1960), Briefe 1873 – 1939, Frankfurt am Main.

Grom, B., (2012), Religiosität/Spiritualität – eine Ressource für Menschen mit psychischen Problemen, Psychotherapeutenjournal, 11(3).

Gschwend, G., (2017), Die Widerstandskraft der Seele steigern. Wege zu innerer Stärke und mehr Wohlbefinden, Göttingen.

Hambrecht, M. (2018), Beten und seelische Gesundheit, Vortrag beim Tag für Pfarrerinnen und Pfarrer am 20.06.2018 in der Unionskirche Idstein/Taunus.

Heller, J., (2013), Resilienz – 7 Schlüssel für mehr innere Stärke, München.

Heimes, S., (2011), Warum Schreiben hilft. Die Wirksamkeitsnachweise zur Poesietherapie, Göttingen.

Hofmann, L., (2011), Spirituelle oder religiöse Orientierung und deren Auswirkung auf die Psychotherapeutische Tätigkeit, S. 173- 195 in: Arndt Büssing/Niko Kohls (Hrsg.), Spiritualität transdisziplinär. Wissenschaftliche Grundlagen im Zusammenhang mit Gesundheit und Krankheit, Berlin/Heidelberg.

Holzer, M. u. Haselböck, K., (2019) Berg und Sinn. Im Nachstieg von Viktor Frankl, München.

Hoyeau, C. u. Keul, H., (Hrsg.), (2023), Der Verrat der Seelenführer: Macht und Missbrauch in Neuen Geistlichen Gemeinschaften, Freiburg im Breisgau.

Kalisch, R. (2020), Der resiliente Mensch. Wie wir Krisen erleben und bewältigen. Neueste Erkenntnisse aus Hirnforschung und Psychologie, München.

Klingberg, H., (2002), Das Leben wartet auf Dich. Elly & Viktor Frankl, Wien/Frankfurt am Main.

Lancet, (2021), zitiert in: https://www.faz.net: Corona: WHO berichtet von mehr psychischen Krankheiten (vom 17.06.2022).

Längle, A., (1998), Viktor Frankl. Ein Porträt, München.

Leimgruber, U., (2023), Artikel: „Theologin Leimgruber: Spiritueller Machtmissbrauch ist drastisch", in: https://www.katholisch.de/artikel/43397-theologin-leimgruber-spiritueller-machtmissbrauch-ist-drastisch

Lukas, E., (2018): https://www.elisabeth-lukas-archiv.de/willkommen/elisabeth-lukas/homo-patiens/

Lukas, E., (1988), Bücher – Freunde in der Not? in: Peter Raab (Hrsg.), Heilkraft des Lesens. Erfahrungen mit der Bibliotherapie, Freiburg im Breisgau.

Lukas, E., (2006a), Lehrbuch der Logotherapie, (3. Aufl.), München/Wien.

Lukas, E., (2006b), Wertfülle und Lebensfreude, München: Profil Verlag.

Lukas, E., (2014), Der Seele Heimat ist der Sinn. Logotherapie in Gleichnissen, (6. Aufl.), München.

Mourlane, D., (2015), Die unentdeckte Fähigkeit der wirklich Erfolgreichen, (7. Aufl.), Göttingen.

Neff, K., (2012), Selbstmitgefühl. Wie wir uns mit unseren Schwächen versöhnen und uns selbst der beste Freund werden, München.

Nuber, U., (1999), „So meistern sie jede Krise", in: Psychologie heute 5/99.

Pohl, S., (2022), Spiritueller Schiffbruch. Sich selbst und anderen in Sinnnot helfen, Göttingen.

Raab, P., (Hrsg.), (1988) Heilkraft des Lesens. Erfahrungen mit der Bibliotherapie, Freiburg i. Brsg.

Riemeyer, J., (2002), Die Logotherapie Viktor Frankls. Eine Einführung in die sinnorientierte Psychotherapie, Gütersloh.

Richter, C. et al., (2021) An den Grenzen des Messbaren. Die Heilkraft von Religion und Spiritualität in Lebenskrisen, (Religion und Gesundheit, 3, Band 3), Stuttgart.

Schneider, M., u. Vogt, M., (2016), Glaube, Hoffnung, Liebe als Resilienzfaktoren, MThZ 67, S. 195-208.

Schnell, T., (2016), Psychologie des Lebenssinns, Heidelberg.

Schnell, T., (2018), Interview mit Tatjana Schnell im Online-Magazin „SinndesLebens24.", in: https://www.sinndeslebens24.de/interview-mit-prof-tatjana-schnell-psychologie-des-lebenssinns

Sölle, D., (2003), Mystik des Todes, Freiburg im Breisgau.

Spaleck, G. M., (2016), Logotherapie und Gegenwärtigkeit: Wege zur geistigen Person, in: Existenz und Logos. Zeitschrift für sinnzentrierte Therapie/Beratung/Bildung, Heft 24–2016.

Sprakties, G. (2013), Sinnorientierte Altenseelsorge. Die seelsorgliche Begleitung alter Menschen bei Demenz, Depression und im Sterbeprozess, Neukirchen-Vluyn.

Sprakties, G., (2019), Happy-Aging statt Anti-Aging. Glücklich und sinnerfüllt alt werden, Heidelberg.

Stangl, E., (2016), Resilienz durch Glauben? Die Entwicklung psychischer Widerstandskraft bei Erwachsenen (Zeitzeichen, Band 39), Ostfildern.

Utsch, M., (2000), Wenn die Seele Sinn sucht. Herausforderungen für Psychotherapie und Seelsorge, Neukirchen-Vluyn.

Utsch, M., (2002), Spiritualität – Chance oder Risiko für seelische Gesundheit? Vortrag vom 18.02.2002, gehalten in der Tagesklinik/Institutsambulanz der Klinik Hohe Mark. Quelle: www.ezw-berlin.de (EZW = Evang. Zentralstelle für Weltanschauungsfragen).

Utsch, M., u. Bonelli, R. M., u. Pfeiffer, S. (Hrsg.), (2014), Psychotherapie und Spiritualität, Mit existenziellen Konflikten und Transzendenzfragen professionell umgehen, Berlin/Heidelberg.

Vik, J., (2017), Eher spirituell als religiös? Die Logotherapie und Existenzanalyse Viktor E. Frankls als mögliche Grundlage einer „weltlichen Spiritualität", in: Existenz und Logos. Zeitschrift für sinnzentrierte Therapie/Beratung/Bildung, Heft 25.

Walach, H., (2021), Brücken zwischen Psychotherapie und Spiritualität, Stuttgart.

Werner, E., (1971), The children of Kauai: A longitudinal study from the prenatal period to age ten, Honolulu: University of Hawaii Press.

Zsok, O., (Hrsg.), (2011) Logotherapie in Aktion, Praxisfelder und Wirkungsweisen, München.

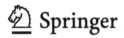
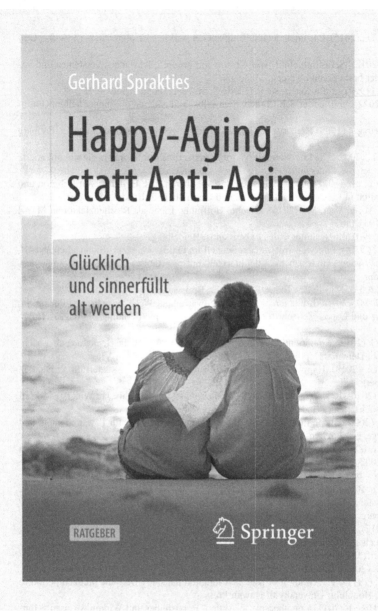

Printed in the United States
by Baker & Taylor Publisher Services